막스거슨박사의 암치료 비법

막스거슨박사의 암치료 비법

초 판 인쇄	2001년 7월 1일
재 판 인쇄	2009년 9월 10일
재 판 2쇄	2017년 8월 25일
저　　　자	S.J. 호트
역　　　자	김태수
발　행　인	윤승천
발　행　처	건강신문사
등 록 번 호	제 25110-2010-000016호
주　　　소	서울시 서대문구 홍은동 400-1
전　　　화	305-6077(대표)
팩　　　스	305-1436
값	15,000원
I S B N	978-89-6267-023-3 (03510)

- 잘못된 책은 바꾸어 드립니다.
- 이 책에 대한 판권과 모든 저작권은 저자와의 계약에 따라 모두 건강신문사 측에 있습니다.
  허가없는 무단인용 및 복제·복사·인터넷 게재는 법에 따라 처벌됩니다.

난치 • 불치병을 고친 100인의 체험담과 문답으로 알아 본

오줌요법의 과학적 • 의학적 원리와 실제

오줌요법, 그 놀라운 신비

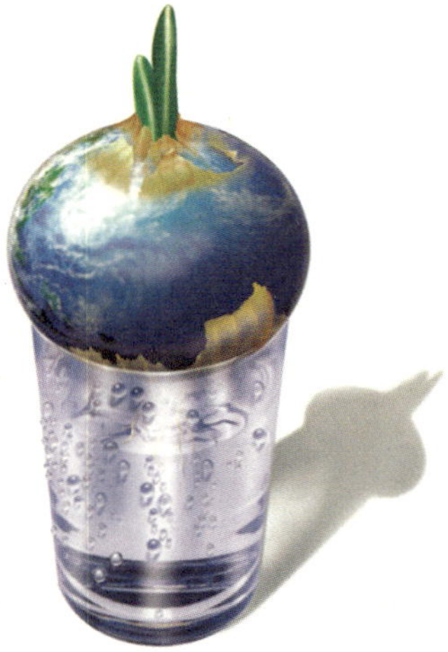

한국MCL연구회장 김정희 지음

건강신문사
kksm.co.kr

MIT 공대로 유학 가기

정재승 에세이

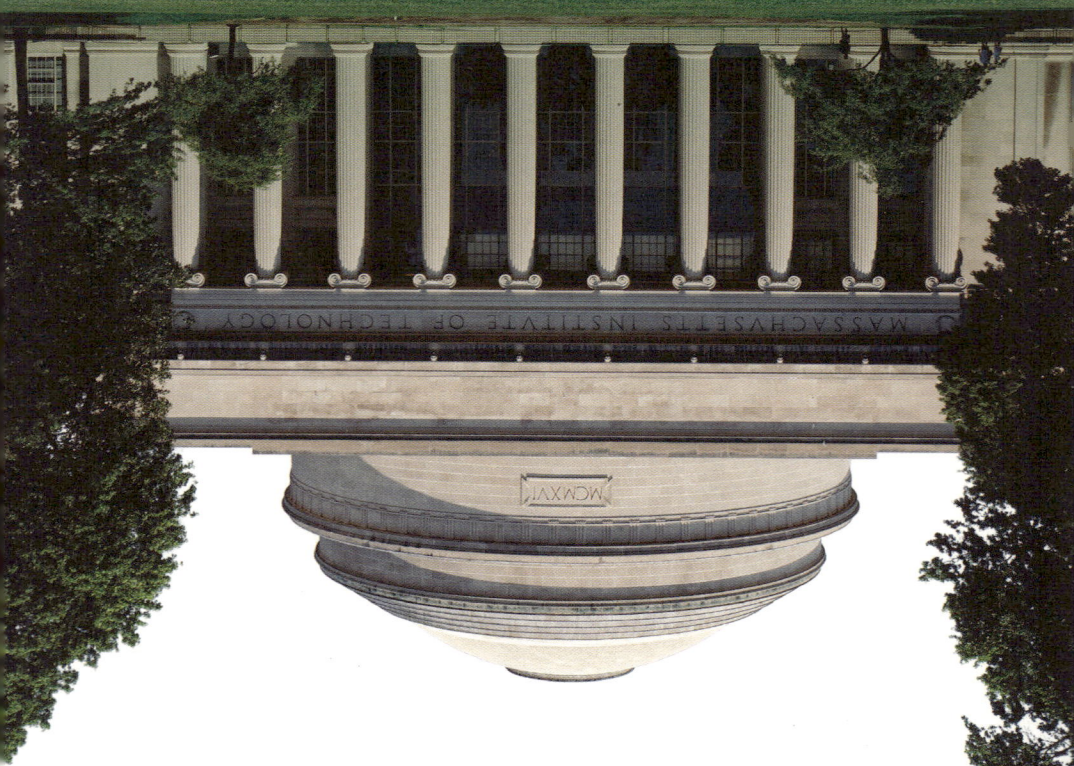

운명적인 만남으로 인생을 바꾼다

김영진공사
www.kksm.co.kr

암을 고치고 예방하는 110가지 방법

의학박사 **저르치 이르마이** 지음
김정숙(Markgraf)·양영철 옮김

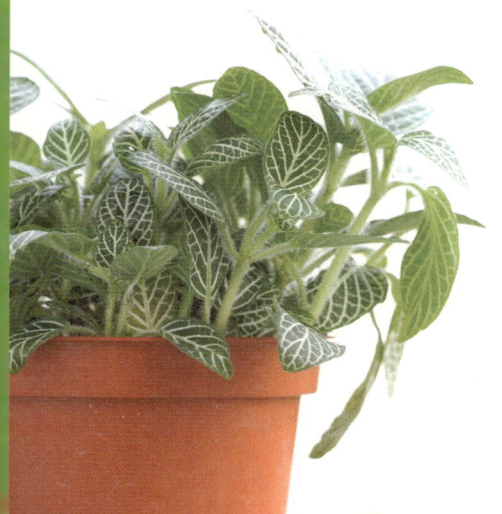

암을 고치고 예방하는 방법은 알려진것만도 100가지가 넘는다. 그래서 자신에게 맞는 방법을 찾는 것이 무엇보다도 중요하다. 가장 좋은 치료법과 예방법을 찾을 수만 있다면 암도 얼마든지 고치고 예방할 수 있다.

건강신문사
kksm.co.kr

**남녀노소 누구나 12시간이면
발지압사·발마사지사가 될 수 있다**

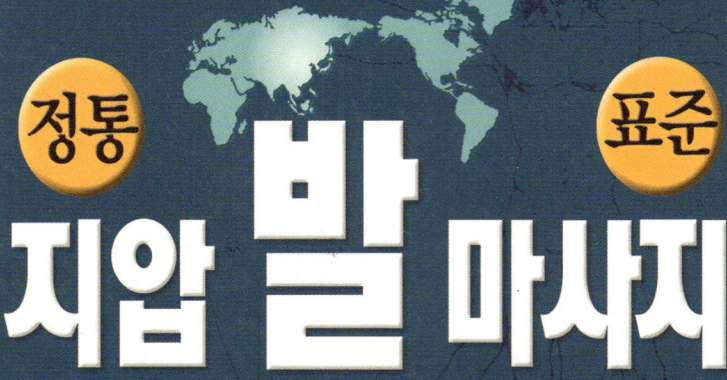

정통　　　표준
지압 발 마사지

핵심만으로 쉽게 구성한 발 관리 지침서

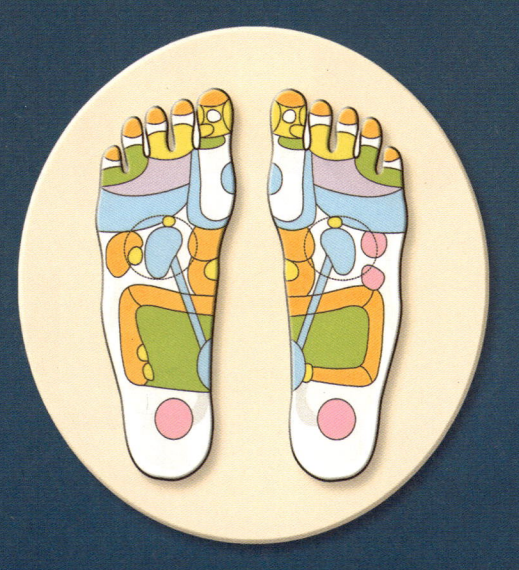

한국표준발관리협회 표준발관리보급운동본부 회장
奇宇信 著

건강신문사
kksm.co.kr

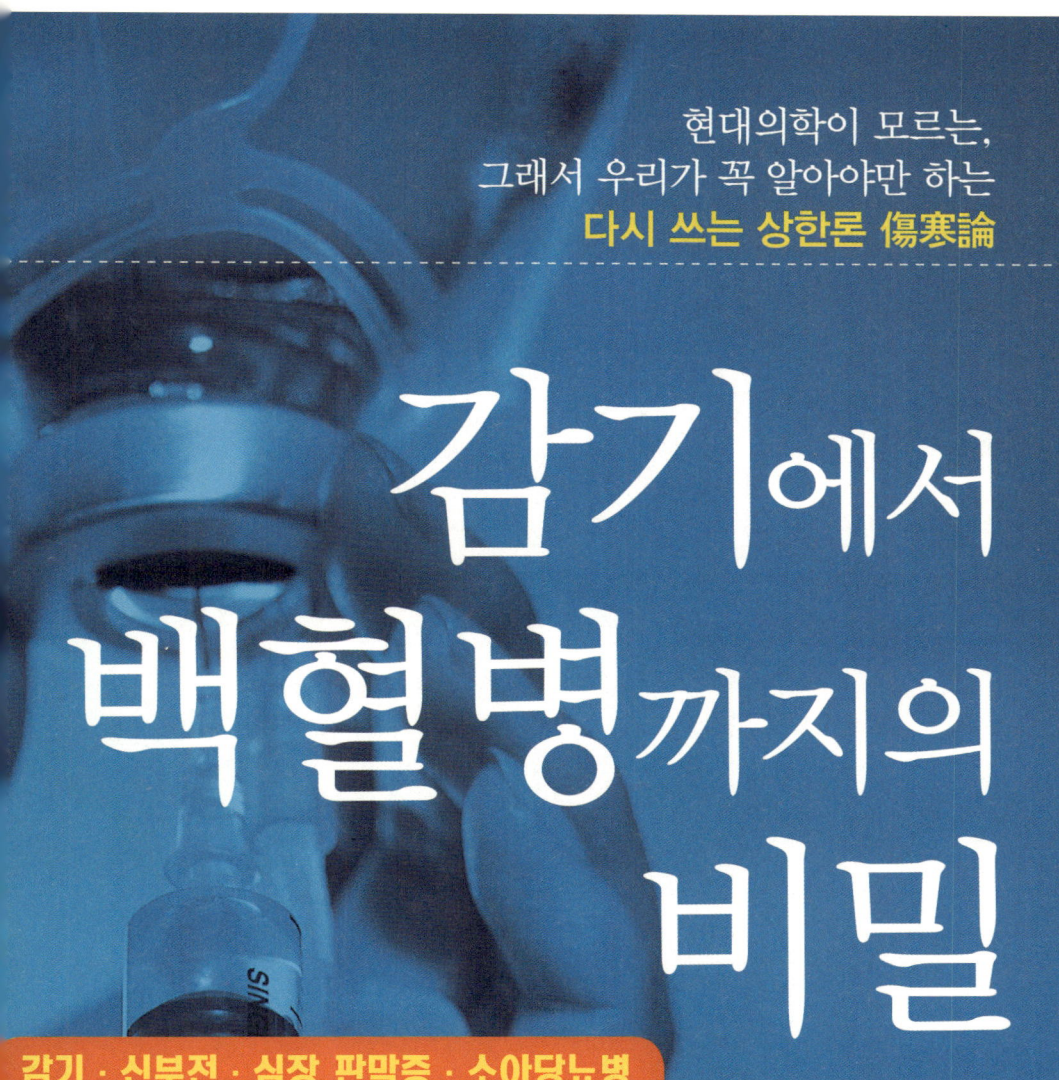

현대의학이 모르는,
그래서 우리가 꼭 알아야만 하는
다시 쓰는 상한론 傷寒論

감기에서 백혈병까지의 비밀

감기 · 신부전 · 심장 판막증 · 소아당뇨병
가와사키병 · 자가면역질환 · 백혈병

약사 · 한약조제사 김성동 지음

전세계 현대의학계에 던지는 충격적인 반론서

다국적 제약기업에 보내는 한 전문약사의 진언眞言
지금까지 현대의학이 난치나 불치로 여겨왔던 질병들이 사실은
우리가 무심결에 먹어왔던 해열진통제와 예방 백신 때문이었다
현대의학이 원인과 치료법을 몰랐던 질병에 대한 해답

건강신문사
www.kksm.co.kr

2개월 시한부
말기간암을 고치고
28년째 살고 있는 김응태씨의

간질환(간염, 간경화, 간암) 고치는

기적의 식이요법

김응태 지음

건강신문사
www.kkds.co.kr

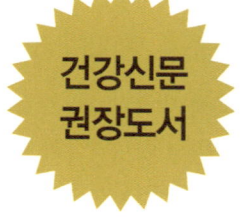

건강신문
권장도서

막스거슨박사의 암치료 비법

S.J. 호트 지음 / 김태수 옮김

건 강 신 문 사

역자 서문

김태수

본서의 원제목은 「Censured for Curing Cancer」인데, 「The American Experience of Dr. Max Gerson」이라는 부제가 딸려 있다. 두 제목을 합쳐서 쉽게 풀이하면 '의사 막스 거슨이 미국에서 암을 고쳤기 때문에 비난을 받은 이야기' 쯤으로 옮길 수가 있을 것이다.

이 책이 처음 발행되었을 때는 '막스 거슨 박사는 정말 암을 고쳤는가?(Has Dr. Max Gerson a True Cancer Cure?)'라는 제목이었으며 뒤에 거슨연구소에서 판권을 구입(1980년)하여 '암? 치료할 수 있다(Cancer? Think Curable)'로 개명하였다가 출판사와 서점가의 충고로 현재의 이름으로 다시 고쳤다고 한다. 이 책의 저자인 호트는 필명이며 그의 본명은 로버트 리셀로인데 책을 쓸 당시에는 New York Enquirer지의 기자였다고 한다.

암에 대한 치료법은 어느 병원, 어느 의사가 맡든 대개 그 내용이 비슷한데, 종양의 절제, 방사선 치료, 그리고 약물의 투여 등이다. 이것은 완전히 국부적인 치료법으로, 암 발생의 근본 원인을 찾아서 그 원인을 제거하거나 그 증상의 발생부위를 재생시켜서 복원해 내는 방법이 아니다. 그러나 이 치료법이 정통 요법이며, 이 치료법으로 암 환자를 다루지 않으면 의료계의 기성세력은 그 의사를 가만히 두지 않는다고 한다. 자기들의 사회나 조직에서 축출해 버린다는 것이다.

이 책의 주인공 막스 거슨(Max B. Gerson 1881~1959)은 독일에서 활약하다가 1936년 미국으로 이민 가서 1938년에 정식으로 미국의학 협회의 회원이 되어 뉴욕의 고담병원 등에서 근무했다. 나중에 자기의 개인병원을 갖게 되었는데, 그는 1942년부터 암환자를 비정규적인 요법으로 치료하여 대단한 성과를 거두게 된다.

그는 젊었을 때 심한 편두통을 앓아 고생했는데 여러 선배 의사들에게 그것에 대한 치료법을 물어보았으나, 모두들 없다고 하였다. 그러나 그는 실망하지 않고 스스로 편두통의 치료법을 연구하기 시작하여 마침내 식사에서 그 병의 원인을 찾아내었다. 자신이 개량한 식사법으로 편두통뿐만 아니라 낭창(Lupus. 결핵성이며 코 주위 등에 발생하는 궤양. 다른 부위에도 생긴다. 빨리 퍼지며 보기에 매우 흉하다)과 같은 불치병도 고쳐진다는 것을 알게 된 그는 많은 환자들을 도와줄 수 있었으며 젊은 나이에 전 유럽에서 이름을 얻게 되었다. 그가 제시한 식사법을 흔히 막스 거슨 식사요법, 거슨 식이요법이라고 부른다. 이 책에서는 식이요법과 식사요법을 구별하지 않고 편의대로 표현했다.

미국으로 이민간 후 그는 자신의 식사법으로 주로 결핵 환자들을 치료하다가 그 식이요법으로 암 환자도 고쳐낼 수 있다는 확신을 갖게 되어 마침내는 일반 병원에서 손을 놓은 말기 암 환자들을 대상으로 집중적으로 치료와 연구를 병행하게 되었다. 말기 암 환자의 경우 40%이상이 그의 식이요법으로 완치가 되었으며, 한 두 차례 수술을 받았다가 거슨에게 간 환자들은 거의 모두가 즉시 완치되었다. 그러나 기성 의료계에서는 그의 치료법을 무시하고 반대했으며 심지어 의학협회의 회원자격까지 보류시켜 버렸다. 그러나 한편으로는 그를 지지하는 의사들과 시민들도 많이 있었다. 그들의 주선으로 1946년 미국 상원의 페퍼(Claude Pepper) 의원이 거슨 식이요법을 중심으로 암의 치료법에 대한 연구를 하자는 특별법을 제안했으나 부결되었다. 언론계로부터 집중적인 비난을 받았기 때문이었다. 그들은 식이요법으로 암을 고친다는 것이 말도 안 된다고 했던 것이다.

　이 책의 내용은 일종의 전기이며 투쟁사이다. 저자인 호트 씨는 우연히 어느 암환자로부터 거슨 박사가 암을 완치시킨다는 내용과 함께 자신의 치료비(거슨의 치료는 의료보험 혜택을 받을 수가 없었다)에 대한 도움을 청하는 편지를 받게 된다. 암을 고친다는 허황한 얘기에 흥미를 갖게 된 호트는 그에 대한 진실여부를 파헤치게 된다. 처음에 저자는 막스 거슨이 말기 암 환자들에게 사기를 쳐서 돈을 많이 버는 엉터리 의사가 아닌가 의심했다. 그러나 호트는 그 작업을 하면서 한 진실한 의사가 기성 의료계의 막강한 힘 앞에 꼼짝하지 못하고 애써 연구한 업적과 치료법이 사장되어 버리는 것을 알게 된다. 그래서 그는 거슨 박사의 사후에도 계속 작업을 하여 의료계의 위선과 독선을 끝까지 파헤쳐서 세상에 고발하게 되었다.

　이 책에는 많은 사람들이 등장한다. 의사들, 환자들, 정치가, 언론인, 선량한 시민들 사이에서 암으로 얽혀지는 희비를 저자는 치밀하게 그려내고 있다. 문장 역시 여러 사람들의 것으로 짜여져 있다. 호트 자신의 것만이 아니라 많은 이들의 것을 흥미롭게 짜 넣었다. 거슨 박사가 쓴 암 치료법(암식사요법), 치료사례, 편지들, 그리고 다른 의사들의 편지와 진술서, 정치가들의 연설과 완치 환자들의 증언들, 이들 모두가 독자들의 호흡을 멈추게 할 정도로 긴장감과 흥분을 안겨준다. 주제가 딱딱하면서도 재미있게 읽혀지는 보기 드문 책이다. 그리고 이 책을 읽으면 누구든지 암을 위시한 성인병이 왜 생기며, 그리고 어떻게 하면 무서운 질병에 걸리지 않을 수 있으며, 잘못하여 그러한 질병에 걸렸다고 하더라도 어떻게 하면 쉽게 벗어날 수 있는가 하는 방법도 알게 된다.

그것은 자연식이며 자연요법이다. 항생제 등의 약을 쓰지 않고 수술을 하지 않으며 방사선이나 약품이 필요하지 않은 자연의학인 것이다. 이제 미국을 위시한 선진국에서는 많은 사람들이 자연의학을 지지하고 또한 선호한다. 그러한 의미에서 막스 거슨을 지지했던 많은 사람들의 걱정처럼 그의 치료법이 그와 함께 무덤속으로 들어가지는 않았던 것이다.

질병이 나타난 어느 국부의 증상을 없애거나 땜질하여 막아두는 것이 정규의료법의 방식인데, 사실 그것은 근본적인 치료가 아니다. 그저 미봉책일 뿐이다. 질병의 원인을 인체의 전체적인 조직과 흐름에서 찾아야 한다. 병의 원인은 그 증상이 나타난 부위에 있는 것이 아니기 때문이다. 그래서 전체주의 사상, 전체주의적인 의학(holistic medicine)이 나타나기 시작한 것이다.

거슨의 식이요법도 이 범주에 들어간다. 이와 같은 새로운 이론은 21세기의 주된 흐름이 될 것이다.

막스 거슨의 치료법은 멕시코의 티후아나에 있는 CHIPSA(Centro Hospitalario del Pacifico, S. A.)라는 병원에서 이루어지고 있었다. 거슨의 셋째 딸 샬럿(Charlotte Gerson)이 그 병원에서 멕시코 의사들에게 아버지의 치료법을 가르쳐서 암 환자들을 비롯하여 온갖 성인병 환자들을 돌보았다. 그들은 티후아나와 마주 보고 있는 미국의 국경 도시 샌디아고에 연구소를 두고 있으면서, 티후아나에서 환자들을 맞고 있다. 그 환자들이란 주로 미국인들이기 때문이다. 그들이 미국에서 거슨식 치료를 하면 의사 면허증을 박탈당하고 또 일만 달러의 벌금을 물어야 한다. 그래서 미국에서 병원을 열지 못했던 것이다. 참으로 넌센스다.

나는 1995년 3월 16일 아침 11시에 샬럿 거슨과 그의 병원에서 만나기로 약속을 했다. 그래서 그와 함께 치료를 받고 있는 암 환자들을 만나보았으며 그들과 대화를 나누기도 하고, 샬럿이 그들에게 격려하는 얘기들을 듣기도 했다. 그들 환자들은 대개 2~3주간 그 병원에서 머물다가 집으로 돌아가 자가치료를 한다고 했다. 병원에 있는 기간이 짧은 것은 치료비가 비싸기 때문이며, 훈련을 쌓으면 집에서도 충분히 스스로 해낼 수가 있기 때문이라고 했다.

환자들은 대개 다른 병원에서 수술을 받았던 사람들로, 병이 재발하여 다시 샬럿을 찾아 CHIPSA로 오게 된 사람들이었다. 그들은 한결같이 말하기를, 입원할 때에는 격심한 통증으로 몹시 괴로워했었는데, 입원 후 5일에서 일주일 사이에 그 격렬했던 통증이 사라졌다고 했다. 그것은 기적과 같은 것이라고 했다.

환자들의 보호자로 가족이 한 사람씩 따라와서 그들을 돌보고 있었다. 놀라운 것은 그들 환자나 가족들이 대단히 명랑하며 즐거워하고 있다는 사실이다. 나는 그동안 우리 나라의 암 환자들과 그들의 가족들을 더러 만나 보았는데, 그들은 한결같이 기가 죽어 있었다. CHIPSA의 환자들과는 판이한 것이다. 결국 샬럿의 환자들은 모두 암을 극복할 자신이 있기 때문에 즐거워하고 있었던 것이다.

외견상 막스 거슨의 치료법은 아주 간단하다. 그 중요한 요점을 열거하면 다음과 같다.

1. 노폐물의 배설

체내의 노폐물을 배설시키기 위하여 커피관장을 하루에 수차례씩 한다. 관장액으로 커피를 이용하는 이유는 커피의 카페인이 간을 자극하여 독을 배설시키고 간의 기능을 회복시켜 주기 때문이다. 모든 질병의 원인은 간이 허약해져서 발생하기 시작한다고 거슨은 주장했다. 커피는 반드시 유기농법에 의해 재배된 무공해의 것이어야 한다. 우리들이 쉽게 접하는 커피는 모두 유기농법에 의해 재배된 것이 아니다. 이외에 피마자기름요법도 행한다.

2. 세끼의 식사내용

가. 유기농법으로 재배한 생야채 샐러드가 주식이다. 아마씨기름과 물에 탄 식초에 버무린다. 완전히 치료될 때까지 육식, 곡류, 우유, 견과류, 그리고 설탕 등 가공식은 일체 먹지 않는다.

나. 구운 감자 1개와 야채 수프를 든다.

다. 통마늘을 먹는다.

라. 녹즙을 한잔 마신다.

마. 히포크라테스 수프를 한잔 든다.

3. 녹즙요법

하루에 13잔의 녹즙을 마신다. 녹즙의 재료는 당근, 사과, 시금치, 상추, 샐러리 등 우리와 아주 친숙한 것들이다. 1잔은 8온스, 즉 맥주잔으로 한잔 정도이다. 녹즙에 증류수가 있기 때문에 따로 물을 마실 필요는 없다. 우리 나라 사람들은 하루에 13잔을 마시기는 어렵다. 체구가 작기 때문이다. 7잔 정도면 어떨까 싶다.

4. 간주사

쇠간주사를 맞는다. 쇠간즙을 마시기도 한다.(현재는 피하고 있다. 병이 든 소가 많기 때문이다.)

5. 비타민과 미네랄의 투여

아시돌 펩신, 포타슘복합제, 앤골, 나이아신 등 의사의 처방에 따라야 한다.

6. 어떠한 경우에라도 염분은 사용하지 않는다

식사 때에도 염분은 피한다. 그리고 병이 회복된 후에도 염분은 피하라고 한다.

7. 강의와 정신요법

아마 거슨의 치료법에서 이 과정이 가장 중요하리라 믿는다. 샬럿은 매주 목요일에 병원에 들러서 환자들을 일일이 찾아다니며 병세를 묻고 격려한다. 그리고 그날 오후 2시 30분부터 두어 시간 동안 모든 환자와 가족들에게 강의를 한다. 질병의 발생 원인과 거기에 어떻게 대처할 것인가에 대해서이다. 환자들과 가족들의 생기는 샬럿의 격려와 강의에서 얻게 된다고 보아야 할 것이다.

마침 환자들 중에는 그 전날 저녁에 들어와 샬럿을 처음 만나는 사람이 있어서 샬럿이 환자를 처음으로 대하는 장면을 엿볼 수가 있었다. 환자는 34살의 남자로서 변호사인데 병 때문에 직장을 그만두었다고 했다. 댄서인 그의 부인도 남편 때문에 직장을 그만두어야 할 것 같다고 했다.(그는 semi-retired라고 표현했다.) 그들의 말을 들으면서 나는 저들이 샬럿으로부터 꾸중을 듣겠구나 하고 생각했는데, 역시 그대로였다. 샬럿은 사정없이 부부에게 강한 말투로 꾸중을 했다.

"병 때문에 직장을 그만둬요? 한두 주일 여행 온 셈치고 여기에서 편안하게 지내다가 다시 직장으로 돌아간다고 생각하세요. 그렇게 생각하지 않는 한 우리는 완치에 대한 보장을 못해요."

그렇다. 모든 질병의 원인은 자기 자신에게 있다. 특히, 마음가짐, 정신이 자신의 질병을 만들기도 하고 병을 고치기도 한다. 샬럿이 그 부부를 호되게 꾸중하는 모습은 나에게 영원히 지워지지 않을 것이다.

21세기를 위한 정신세계의 준비는 각 분야에서 동시에 일어나고 있다. 의료계에서도 반드시 일어날 것이다. 현재까지 의료의 문제라면 공급자인 의사들이 마치 자기들만의 전유물인양 으시대었다. 공급자의 일방적인 지식과 처방에 돈을 내는 소비자들은 꼼짝을 하지 못했다. 소비자들의 지식이 약하기 때문이다. 그러나 공급자들의 지식이 짧은 것도 마찬가지다. 공급자와 소비자의 지식의 차이는 겨우 오십

보 백 보 정도밖에 되지 않는다. 수요자들의 지출에 비해 공급자들의 처방이 때로는 한심하기 짝이 없다. 질병의 원인을 충분히 알지 못해 소비자들을 인간 몰모트화 시키기가 예사고, 그들의 무지 때문에 때 이르게 죽어가도 어디에 호소할 구석이 없다.

이제는 달라져야 한다. 질병의 원인을 소비자들도 미리 알고 있어야 한다. 그리하여 공급자로부터 치료의 선택권을 찾아와야 한다. 그러기 위해서는 공급자는 물론이고 소비자들도 자연의학을 배워두어야 한다. 질병에 걸려서 병원에 찾아오는 환자가 있으면 의사는 반드시 정규요법과 자연요법을 동시에 안내하면서 어느 쪽을 택하고 싶은지 소비자에게 물어보아야 한다. 왜냐하면 돈을 지출하는 사람이 소비자이기 때문이다. 우리들이 상점에 가서 물건을 고를 때 소비자가 선택하지, 공급자가 일방적으로 판매하지 못한다. 의료도 이와 같아야 한다. 이것은 근년에 선진국에서 채택한 바 있는 '환자 권리 선언'이다. 예를 들어 어떤 사람이 암에 걸렸다고 하면, 칼로 종양을 도려내게 하고 방사선 치료를 받고, 어쩌고 저쩌고 하다가 가족들에게 빚만 잔뜩 지워놓고 때 이르게 죽을 것인가, 아니면 노폐물 제거, 자연식, 생약 투여 등으로 진실로 병을 고쳐볼 것인가를 의사가 환자에게 물어보아야 한다. 이 경우 환자가 어느 쪽을 택하든 의료보험이 적용되어야 함은 물론이다.

다행히 미국에 있는 125개의 의과대학 중에서 38개 대학이 학생들에게 자연의학을 가르치겠다고 선언했으며, 뉴욕에 있는 베스 이스라엘 병원과 하버드 의과대학 병원에서 대체요법센터를 설치하겠다고 발표했다고 한다. 이것은 매우 고무적인 뉴스임에 틀림이 없다. 현재 세계의 문화를 선도하고 있는 나라는 미국이다. 그들은 단순히 경제와 군사 면에서만 앞선 것이 아니라 의료를 위시한 모든 문화에서 자신들이 앞서가는 것으로 알고 있다. 음식 문화에서도 마찬가지였다. 햄버거, 콜라 등의 각종 음료수, 설탕과 조미료, 그리고 첨가제를 잔뜩 넣은 여러 가지 죽음의 식품을 개발한 나라가 바로 미국이었다.

이제 그들은 자신들의 과오에서 벗어나려고 몸부림을 치고 있다. 그들은 머잖아 의료혁명을 일으킬 수 있을 것이라고 장담하고 있다.

그것은 참으로 통쾌한 소식이다. 다른 선진국들에서도 그러한 변화가 일어나지 않을 수 없게 될 것이다. 그것은 경제적으로 막대한 이익을 가져다 줄 것이며, 21세기에는 환자의 수를 엄청나게 줄이게 될 것이다. 따라서 지구촌에 상쾌하고 신선하며 아주 멋이 있는 새로운 문화가 싹틀 것이다. 나는 이 책이 우리나라에 소개되는 것을 기회로 새로운 병원들이, 자연요법으로 치료하는 병원들이 여기저기에 솟아나길 진심으로 바란다. 진정으로 용기 있는 의사들이 입을 열고 행동을 보일 때가 되었다고 믿는다.

막스 거슨을 일본에서는 막스 게르손이라고 부른다. 독일식으로 발음하는 것이다. 그러나 그는 이미 미국인으로 귀화하였으므로 우리들은 미국식으로 막스 거슨이라고 부른다. 여기에 대하여 혹시 착오가 없기를 바란다.

본 번역서에는 원본에 없는 사진들이 소개되었는데 그것은 샬럿의호의 덕택이다. 자기 아들이 한국에 잠시동안 머물렀는데, 아들의 말에 의하면 한국에는 순수한 유기농법으로 재배한 채소가 없었다면서 우리들의 노력이 헛되지 않을까 걱정했다. 나는 그 같은 걱정은 하지 말라고 하면서 이 책이 한국에 큰 변화를 가져다 줄 수도 있을 것이라고 믿는다고 했다.

이 책을 한국어로 처음 펴낸 것은 1995년도였는데 그 후에 거슨연구소에는 많은 변화가 있었다. 샬럿이 관계하던 병원이 Chipsa에서 Meridien으로 옮겨졌다가 이제는 콘트레라스 박사 부자가 운영하는 병원 Oasis로 옮겼다. 한편 거슨연구소의 상무이사였던 가르 힐덴브란드 씨는 이 책의 말미에 소개되는 막스 거슨의 추종자 조셉 이셀스 박사와 어울려 이셀스-거슨연구소를 설립했다. 이셀스 박사는 평소 한국에 다녀가고 싶다고 호소했으나 뜻을 이루지 못하고 재작년에 별세했다. 새로 추가되는 힐덴브란드 씨의 글은 의학박사 설병룡 씨가 번역해 주셨다.

설 박사를 비롯하여 본서의 재출판을 맡아주신 건강신문사 여러분들에게 감사를 드린다.

2001. 6.
한국자연건강학회
사무실에서.

한국어판 간행에 부쳐

불치병을 고치다

샬럿 거슨

식사치료법 연구

나의 아버지 막스는 9남매 중 셋째였으며 아들로서는 둘째였다. 6~7세가 되었을 때 막스는 그의 어머니가 정원의 화단에서 사용하는 비료를 바꾸어버리면 어떻게 될까 하고 궁금해했다. 그의 유치한 행동은 결국 꽃을 죽게 했다. 자연히 할머니께서는 식물에게 주는 영양을 바꾸어보려는 아들 막스 거슨의 호기심을 즉시 중단시켰다.

아버지가 고등학교인 김나지움을 졸업할 당시에는 모든 학생들이 수학시험을 치르게 되어 있었다. 시험지를 받아들었을 때 그는 그 시험지의 문제와 비슷한 문제를 접해본 기억이 없었다. 그래서 그는 스스로 방정식을 만들어 문제를 풀었다. 담당교사는 그러한 풀이를 본 적이 없어서 답안이 맞는 지 틀리는 지를 판단할 수가 없었다. 답안지가 베를린에 있는 대학의 수학교수에게 보내어졌다. 교수의 해석은 막스가 완전히 새로운 해법을 만들어 내었다는 것이었다. 그것은 수학에 천재성을 보인 것으로 그는 반드시 수학을 전공해야 한다고 했다. 졸업을 하게 되었을 때 아버지의 장래를 결정하기 위하여 가족회의가 열렸다. 수학을 전공하면 수학선생이 될 뿐이므로 그 쪽을 피하고 의학을 전공하기로 의견을 모았다.

아버지는 여러 전공에서 최고의 교수들을 접하기 위하여 독일내에 있는 대학들을 이리저리 옮겨다녔다. 그는 탁월한 학생이었으나 심각한 문제거리가 하나 있었다. 편두통을 심하게 앓고 있었던 것이다. 레지던트가 되었을 때 편두통이 잦아져 일주일에 이삼일씩이나 어두컴컴한 방안에서 메스꺼움, 구토, 머리 한쪽이 쪼개져 나가는 듯한 통증과 눈의 아픔에 시달리곤 했다. 그는 교수들에게 상의를 했으나 평생 편두통을 앓으면서 살아갈 수밖에 없다는 말만을 들려줄 뿐이었다. 그는 자신이 스스로 편두통을 고치는 방법을 알아낼 수밖에 없다는 것을 느끼게 되었다.

아버지는 연구에 몰두하여 많은 책과 논문들을 읽고 여러 전문가들과 상의도 했으나 방향을 찾을 수가 없었다. 마침내 그는 이태리 학회지에 실린 어느 여성 편두통 환자에 관한 논문을 읽었는데, 그 환자는 식사를 바꿈으로써 통증을 제거했다고 했다. 자세한 내용이 언급되어 있지는 않았지만 그것은 그에게 아이디어를 제공해 주었다. 심한 발작이나 메스꺼움과 구토증은 그가 소화를 시켜내지 못하는 어떤 음식 때문에 일어나고 있음이 분명했다. 그렇다면 그들 음식이 무엇인지 알아내어야 했다. 처음에 그는 아기들이 우유를 잘 소화시켜낸다는 것에 착안했다. 자신의 인체도 우유를 잘 소화시켜낼 것이라고 생각했다. 그래서 일주일에서 10여 일 동안 우유를 마시고 지내 보았다. 그러나 편두통이 없어지지 않았다. 변화가 없었던 것이다. 그러다가 동물은 젖을 뗀 후로는 다시는 젖을 먹지 않으며, 인간의 육체도 채식동물과 같을 것이라고 생각했다. 따라서 그도 과일, 채소, 곡류를 먹고 살아야 한다고 생각하게 되었다.

거슨의 편두통 식사법

그가 살아온 독일에는 일년 내 사과가 많았다. 그는 사과만을 먹어보았다. 생채로 먹기도 하고 구워서 먹기도 했다. 사과소스, 사과주스, 그런 식으로 사과만을 먹었더니 편두통이 일어나지 않았다. 그런 후에 천천히 다른 음식들을 한 두개씩 보태 나갔다. 그 음식이 좋지 않다면 음식을 먹은 지 20여분이 경과하면 편두통이 일어났다. 조리한 음식을 먹었을 때 편두통이 일어나는 것은 조리 그 자체 때문이 아니고 조리에 첨가시킨 소금이 편두통을 일으킨다는 것을 알게 되었다. 소금을 제외시켜서 조리한 음식들, 즉 채소나 감자 등은 편두통을 일으키지 않았다. 그에게 고통을 주지 않는 이러한 음식들을 그는 '거슨의 편두통 식사'라고 명명했다. 그 후 웨스트팔리아에 있는 빌레펠트에서 개업을 했을 때 편두통을 호소하는 환자들이 더러 찾아왔었다. 그는 환자들에게 의학교과서에 의하면 편두통 치료법이 없다고 설명했다. 그러나 자신도 "거슨 편두통 식사법"을 개발해낼 때까지는 편두통으로 고생을 했음을 이야기해 주었다. 그는 환자에게 그 식사법에 따라 보라고 했다. 그 환자들은 반드시 찾아와서 자신들이 엉터리 짓을 하지 않고 거슨 식사법을 따르면 편두통에서 해방이 된다는 것을 알려주었다. 그런데 그 식사법을 실천했던 한 편두통 환자가 찾아와서 말하기를 자신은 피부결핵인 낭창도 심하게 앓고 있었는데 그것도 나았다고 보고해 왔다.

아버지는 그 환자에게 낭창은 불치병인데, 그렇다면 그것은 다른 무엇이 있음을 알려주는 것이라고 말해 주었다. 그러나 그 환자는 세균검사로 자신의 병을 증명해 보였다. 그래서 아버지는 세상에서 처음으로 피부결핵 환자를 완치시키게 되었던 것이다. 그는 그 사실을 믿기가 어려워 그 환자에게 같은 병을 앓고 있는 사람들을 알고 있느냐고 물어보았다. 물론이지요. 하면서 그는 다른 병원에 갇혀 있는 환자들을 아버지께 보내주었는데, 그들도 '편두통 식사법'으로 완치가 되었다.

뮌헨에 있는 유명한 폐결핵 전문의인 자우에르브루흐(Ferdinand Sauerbruch) 교수가 거슨 박사가 낭창을 고쳤다는 이야기를 듣게 되었다. 그는 즉시 실험을 해보기로 결심하고서 불치의 피부결핵 환자 450명에게 '거슨 식사법'으로 치료를 시켜보았다. 그중 446명이 낫게 되자 자우에르브루흐 교수는 크게 감명을 받게 되었다. 그러나 거슨 박사는 거기에서 만족하지 않았다. 식사법으로 결핵성 피부병이 낫는다고 하면, 그 방법에 의하여 결핵성 폐병, 신장 질환, 뼈 질환이 낫지 않을 리가 없으리라고 그는 생각하게 되었다. 그는 그러한 질병들도 고쳐진다는 것을 알게 되었다. 그 환자들중의 한 분이 알베르트 슈바이처(Albert Schweitger) 박사의 부인이었는데 그는 열대 지방에서 폐병에 걸려 말기 환자가 되어 거슨 박사를 찾아오게 되었다. 그는 완치되어 80살까지 살았다. 이들 결핵성 환자들을 치료해 가면서 거슨 박사는 많은 환자들이 다른 질병들도 동시에 앓고 있음을 알게 되었다. 고혈압, 천식, 알레르기, 신장병들을 같이 앓고 있었다. 그리고 이러한 질병들도 동시에 치료가 되었다. 그러자 거슨 박사는 자신이 어느 한 가지의 질병만을 치료하고 있지 않다는 것을 알게 되었다. 그는 인체 스스로가 질병들을 치유할 수 있게 인체의 전체를 도와주고 있다는 것을 알게 된 것이다. 물론 이것은 그가 어떤 증상을 치료한다기보다 본질적인 문제를 고쳐준다는 것을 의미하는 것이었다. 결국 그는 의학의 전통적인 방법과는 완전히 다른 방향으로 나아가고 있었다. 그것은 증상의 억제가 아니라 전인체를 치료하는 쪽이었다.

신진대사의 치료

거슨 박사는 결핵 환자들을 치료하면서 질병의 여러 원인 중의 하나가 세포내에 있어야 할 포타슘(칼슘)을 잃고 소디움(나트륨)이 그 자리에 스며드는 것임을 알게 되었다. 세포는 완전성을 유지하기 위하여 이 독물질인 소디움과 결합하는데 수분을 이용하여 결합하게 된다. 그것이 소위 수종인데, 수분이 고여있는 것이다. 거슨 박사의 사후 수년 뒤인 1965년에 딕슨과 웨브가 쓴 「효소」라는 책이 나왔는데, 거기에 소디움의 침입으로 발생한 여러 가지 문제에 대한 구체적인 증거가 제시되었다. 이들 저자는 인체가 어떻게 효소를 형성시키는가에 대하여 연구하였는데, 대부분의 경우 포타슘이 기폭제의 역할을 하여 물질을 효소화 시킨다는 것을 알게 되었다. 소디움은 그와는 반대로 효소의 형성과정에서 저지와 방해자의 역할을 하는 물질이다. 그리하여 소디움이 세포내에 들어가게 되면 결국 조직의 활동이 방해를 받아 최악의 상태에까지 이르게 된다. 인체가 정상적인 활동을 하려면 약간의 소디움이 필요한데, 그때에도 소디움은 세포의 바깥에 있는 액체속에 있어야 하므로 세포외 미네랄이라고 부른다.

포타슘은 세포내 미네랄이다. 그것은 세포 내에서 필요하다. 이 균형이 깨어지면 문제가 발생한다. 정상적인 채소식에서는, 모든 채소가 인체에 적합한 양의 소디움을 포함하고 있다. 문제는 식품을 통조림으로 만들 때, 저장할 때, 냉동하거나 가공할 때, 그리고 조리할 때 언제나 소금(염화나트륨)을 첨가하는 데에 있다. 그 양이 정상치보다 높다. 정상적인 인체는 소디움의 초과분을 신장이나 배설물을 통하여 걸러낼 수 있다. 그러나 매일 소디움을 많이 취하면서 세월이 흘러가면 잉여분을 배출시키는 능력이 줄어들거나 상실하게 된다. 그렇게 되면 효소체계와 면역체계가 마침내는 장기능마저 약화되어 병을 일으키게 되는 것이다.

인체의 방어력이 약해지기 전에 더 심한 문제들이 있다. 식품의 원료가 인조비료로 키워지는데 인조비료는 질소(N), 인(P), 칼륨(K)의 세 미네랄로 이루어진다. 그러나 토양과 식물은 건강 유지와 성장을 위하여 51~52가지의 미네랄이 있어야 한다. 인체를 위해서도 이 모든 미네랄이 식품에 있어야 한다. 그 모든 미네랄이 토양에 내포되어 있지 않으면 식품에도 없어지게 되어 우리의 인체에도 결핍하게 된다. 더욱이 식물도 필수 미네랄이 부족하게 되어 방어력을 잃게 되며 병에 걸리게 되고 벌레에 먹히게 된다. 그러면 농부들이 수확의 감소를 막기 위하여 살균제와 살충제를 뿌리게 된다. 결국 상업적으로 증산되는 식품은 필수 미네랄이 결여되어 있으며 독에 차 있다. 인간이 이러한 식품을 먹게 되면 필수 미네랄은 결여되고 독이 쌓여 결국 병에 들게 된다.

이와 같은 기초지식을 가지고서 우리의 건강이 어떻게 허물어져 가는가를 생각해 보자. 여기에다 담배, 술, 항생제, 수면제, 의사의 처방없이 사먹는 여러 가지 약, 의사의 처방을 받아서 먹는 여러 가지의 약들로 우리들은 우리들의 건강에 상처를 입힌다. 그렇다면 질병을 뒤엎고 건강을 회복시키려면 인체를 해독시키고 살아있는 신선한 활성의 영양으로 듬뿍 채워 넣어야 한다는 것이 분명해진다.

거슨 박사는 우선 환자의 식사에 가해지는 과도한 염분(소디움)을 제거시키려고 했다. 그리고 염분이 없는 야채식사에 더하여 매일 13잔의 녹즙을 시간마다 마시게 했다. 그러면서 그는 환자의 오줌을 검사했는데, 환자들이 소디움이 없는 식사를 하면서 매일 6~8g 염분을 배출시킨다는 것을 알게 되었다. 거의 즉시에 환자들은 발목과 다리의 부종이 빠지고 정상화된다. 복수도 빠지기 시작하면서 다량의 소변을 보게 된다. 그렇게 되면 세포와 조직은 그동안 공기, 물, 첨가제, 세균 등으로부터 얻어서 모아둔 여러 가지의 독들로 배출시키게 된다는 것을 거슨 박사는 알게 되었다. 거슨은 혈액에 쌓여 있는 이러한 독들을 체외로 배출시키는 간이 과로하지 않게 하는 방법을 알아내는데, 그것은 담관을 열어서 간이 독을 배설시키게 도와주는 것이었다. 커피 관장을 하면 담관이 열려지는 것이다. 이렇게 하지 않으면 간이 제 역할을 하지 못하고 중독이 들게 된다는 것을 거슨 박사는 알게 되었다. 특히 말기 암 환자의 경우 독이 쌓여 있기 때문에 처음에는 4시간마다 한번씩 커피 관장을 시켰다. 커피 관장이 효과를 내어 체내의 독을 배출시키게 되면 거의 즉시 통증에서 벗어난다고 환자들이 보고했다.

거슨 치료법으로 소디움을 제외시키고 독을 제거시키는 포타슘이 많은 식사를 하면 거의 즉시 진통제를 끊을 수 있는 이점이 있다. 고혈압의 경우에도, 대개 5일 이내에 혈압이 내려가게 되어 혈압강하제를 끊을 수가 있게 된다. 그러면 환자의 면역체계 기능이 살아가는데, 어떤 환자의 경우엔 치유열이 발생하게 된다. 열은 종양조직을 파괴시키는 데에 도움을 주기도 하는데 아주 심하게 발열하지 않는 한 억제할 필요가 없다. 지난 18년 동안 환자를 치료하면서 그와 같이 과도한 상태가 일어나는 것을 보지는 못했다. 모든 방어력을 되찾으면서 인체는 옛날처럼 종양을 파괴시키고 부수어서 체외로 배출시킬 수 있게 된다. 그리하여 가장 만성적이고도 심했던 암들, 즉 흑종양, 자궁암, 폐암, 림프암도 급속히 사라지게 된다. 이때 환자들은 암들이 사라져버리는 것을 느끼게 된다. 그리고 심하지 않게 천천히 자라던 암들은 물러날 때도 천천히 사라진다. 선암(腺癌 adenocarcinomas) 즉 유방암, 전립선암, 뼈에 전이된 암 등이 그러하다. 그와 동시에 지방이 없고 효소가 풍부한 식사를 하면 혈관의 노폐물을 제거시켜 혈액순환과 호흡을 증진시켜 준다. 이와 같이 전인체가 어떻게 하여 치유되는 지를 알게 된다. 관절염, 기종, 대장염, 다발성 경화증, 심장병, 당뇨병, 그리고 어떠한 형태의 합병증 환자라 하더라도 전인체가 회복되면 병이 낫게 된다.

거슨 박사는 어떤 소화효소를 줌으로써 손상된 인체의 기능을 도와주었다. 갑상선연골과 요오드를 먹여서 면역기능을 활성화시키고, 포타슘이 많은 식사를 시키면서도 포타슘제를 먹이고, 간가루를 주거나 간(肝)주사를 하여 간을 도와주는 것 등이었다. 그는 또한 비타민 B12를 환자에게 먹여서 혈액의 적혈구를 적절히 생산하는 능력을 증진시켜 주었다. 거슨 치료법을 모두 적응시켜 줌으로써 인체의 모든 조직이 충분한 기능을 할 수 있게 재생된다는 것을 알아야 한다. 그것은 전체적인 신진대사에의 접근이지, 질병의 어떤 특징적인 증상에 대한 치료가 아니다. 많은 환자들은 암과 당뇨병, 심장병, 고혈압, 관절염, 다리의 경련, 백내장 등의 합병증을 앓고 있다.

인체가 치유되면 모든 질병이 사리지지, 어느 한 질병만이 낫게 되는 것은 아니다. 진정한 치료를 하면, 어느 한 질병만을 따로 떼어서 고칠 수가 없으며 모든 질병이 동시에 사라지게 된다. 예를 들어서 어느 환자는 전립선암을 앓으면서 신장 장애에 의한 복통과 고혈압, 흉추 3번에 일어난 디스크, 종아리 근육의 위축으로 고생하고 있었는데 거슨의 치료법으로 2년 뒤에 모든 질병이 사라졌다. 전립선이 깨끗해졌으며, 신장 장애에 의한 복통도 일어나지 않았다. 약을 쓰지 않고 혈압이 정상화되었고 디스크가 나아졌으며 종아리의 근육도 정상화되어 갔다. 그는 전체적으로 좋지 않았으나 완전히 정상적인 활동을 할 수가 있게 된 것이다.

기종 환자를 치료한 적이 있었다. 그의 주치의는 폐가 70%나 망가졌다고 했다. 숨이 막혀서 방안에서조차 제대로 걸어다니지 못했다. 그는 또한 다리에 경련이 심하게 일어났으며 손에는 관절염이 있었다. 치료를 받은 지 3일 만에 경련이 사라지고, 일주일 후에는 손의 기능이 정상화되었다. 거슨 치료법을 받은 지 8개월만에 층계를 쉬지 않고 두 계단씩 걸어서 끝까지 오를 수가 있게 되었다.

　동맥의 90%가 막혀서 즉시 바이패스 수술을 받지 않으면 주말을 넘기지 못할 것이라는 여자 환자가 있었다. 그는 수술을 거부하고 거슨 치료법을 받으러 병원에 왔었다. 그는 산소 공급을 받아야 잠을 잘 수가 있었으며, 남의 도움을 받지 않고서는 방을 걸어서 나갈 수도 없었다. 2년 후 그의 주치의는 그의 동맥이 100% 깨끗해졌으며 정상적으로 활동하고 있음을 알게 되었다.

　거슨 치료법에 의한 식사로 소위 불치병을 고친 사례를 다 쓰려면 한이 없다. 그리고 모든 성인병은 예방할 수가 있다. 왜냐하면 사람들은 미각의 즐거움보다는 건강을 더 생각하기 때문이다.

제독의 중요성과 커피 관장

　커피 관장이 근거가 없다고 하여 많은 논쟁이 있어 왔으며 비웃음과 의심을 받기도 했다. 분명한 것은 관장이 새로운 요법이 아니라는 것이다. 관장에 대한 기록이 3000년 전에 만들어진 사해두루마리의 에세네 평화의 경 제1권에 있는 것으로 보아 실제로 관장은 그전부터 이행되어 왔던 것으로 보인다. 그러나 카페인을 이용함으로써 관장의 효과를 높이게 된 것은 겨우 세계1차대전 시대로 거슬러 올라간다.

　제리 월터스 박사가 그것에 대한 얘기를 전해 준다. 세계 1차대전 중 독일은 연합군에 의하여 포위 당했으므로 수입물자가 태부족하여

구하기가 어려웠다. 다른 물자도 그러했지만 특히 몰핀과 커피가 대단히 부족했다. 일선에서 쏟아져 들어오는 상이군인들은 외과수술이 필요했는데, 마취가 필수적이었다. 진통제가 충분하지 않아서 환자들은 매우 고통스러워했다. 의사들은 그들에게 관장을 시켜주라고 했다. 간호사들은 환자들의 수술 후 통증을 경감시켜줄 수 있도록 최선을 다했다. 커피가 부족한 상태였지만, 작업을 해야하고 때로는 24시간 내 수술을 해야하는 외과의사들에게는 충분히 공급되었다. 간호사들은 관장을 시켜주면서 커피가 남아있는 것을 보게 되었다. 커피가 외과의사들에게 유효하다면 상이군인에게도 좋으리라고 믿고서 간호사들은 남은 커피를 관장액에다 부어넣었다. 그러면 환자들의 고통이 멈추어진다고 했다. 1차대전이 끝난 후에 이 이야기가 괴팅겐 의과대학의 두 교수의 귀에 들어가게 되었다. 그 교수들은 동물의 직장에다 커피를 부어넣었더니 담관이 열리고 담액의 분출이 증가됨을 보게 되었다. 거슨 박사는 이 보고서를 읽고 그것이 대단히 뛰어난 생각이라고 느껴서 즉시 커피 관장을 시도하게 되었다. 거슨 박사는 모든 성인병에 감추어져 있는 근본문제는 두 가지가 겹쳐져 있다는 것을 알게 되었다. 그것은 부족과 과잉이었다. 치료를 위해서는 이 두 문제를 처치해야 한다는 것이 분명하다는 것을 그는 알게 되었다. 부족한 것은 유기농법으로 재배한 채소로 만든 녹즙을 매시간 먹임으로써 극복이 되었다. 녹즙을 마시면 신장을 씻어내는 데에도 도움을 준다. 그러나 녹즙을 마시면 조직에 쌓여 있던 독이 혈액으로 스며들게 된다. 이들 독은 간에 의하여 걸러져야 하는데, 그렇게 되면 간이 독으로 부담을 입게 된다. 거슨 박사는 인체가 즉시 독을 배설시킬 수 있게 도와주지 않으면 독이 간을 해치고 중독시켜 마침내는 마비를 일으킬 것이라고 보았다. 그러나 초기에 4시간마다 커피 관장을 시켜주면 대개의 경우 간을 구제할 수 있을 뿐만 아니라 통증도 제거시켜준다. 고통이 회복됨에 따라서 인체는 종양조직을 분해시키고 마침내는 혈관으로 방출시킨다. 이때에 상태에 따라서는 커피 관장의 횟수를 늘여야 한다. 그런 식으로 2~3번씩의 커피 관장을 해도 무난하게 된다. 그후 10여 년 동안 커피 관장에 대하여 더욱 열심히 연구를 했다. 오스트리아의 그라즈에 있는 란데스크랑켄하우스 병원의 제2외과 과장인 피터 레흐너 박사가 거슨 치료법에 흥미를 갖게 되었다. 그는 말기환자들에게 커피 관장을 하여 그 효과에 대하여 과학적인 연구를 하였다. 그래서 그는 다음과 같이 보고했다. "커피관장은 결장에 결정적인 효과를 보이는데 내시경으로 관찰이 된다. 와턴베르그와 그의 동료들은 1981년에 커피 관장을 기준치 이상으로 여러 번 시키면 커피에서 발견되는 팔미틱산(야자기름에서 빼는 팔미틱산 palmitic acid)이 글루타타이온 S 전이효소(glutathione S-transferase)의 활동을 증진시킨다는 것을 증명하게 되었다. 이 효소들이 처음에 전자친화성 활성산소를 결합시키게 되며 그 후로 방광에서 그것들을 배출시킨다."

담배, 헤로인, 모르핀, 코카인 등에 취한 환자들은 녹즙을 자주 마시면서 커피 관장을 하면 이들 물질에 대한 갈망이 빨리 해소되고 그에 따르는 증상도 없앨 수가 있다.

환자의 간을 비롯한 중요기관들의 기능이 완전히 정상의 활동상태로 회복되어야 전체적인 치료가 이루어진다고 말할 수가 있다. 암 환자의 경우 대개 만 2년 동안 거슨 치료법을 받아야 한다. 매일 유기농법에 의하여 재배한 채소로 만든 녹즙을 13잔씩 마시고, 커피 관장(점차 회수를 줄여나가는)을 하고, 포타슘과 효소식품을 먹어야 하는 것이다. 흑종양이 넓게 퍼져서 고생을 하는 어느 환자가 있었는데 그는 안경을 쓰고도 책이나 TV를 볼 수가 없었다. 게다가 그는 모든 관절에 염증이 있다고 했다. 그리고 그는 뚱뚱했으며 고혈압과 당뇨병도 앓고 있었다. 그가 흑종양을 고쳐내자 다른 질병들도 사라졌다. 그는 책을 읽고 TV도 볼 수가 있게 되었으며 원기가 왕성해져 80살의 나이에도 다른 사람들과 어울릴 수 있게 되었다. 그의 청각은 가족들이 기대했던 것보다 더 좋을 정도로 개선이 되었다. 그는 물론 인슐린도 맞지 않게 되었다.

거슨 치료법을 받으면 환자들의 시력이 좋아짐은 물론이고 머리카락의 색깔도 정상으로 되돌아오게 된다. 암을 고치지 못하면 다른 질병도 고치지 못한다고 우리들은 환자들에게 말한다. 우리들은 이와 같은 효과를 '거슨 치료법의 부수적인 효과'라고 부르는데, 사실 그것은 전체적인 치료이다.

이 글은 어느 잡지사를 위하여 특별히 마련한 것인데, 마침 한국에서 호트 씨가 쓴 책을 곧 번역 출판하겠다고 하여 그 기념으로 드리기로 했다. 그동안 우리는 한국인들과는 특별히 인연이 없었는데 앞으로는 좋은 관계가 이루어지기를 기대한다.

이 조그마한 책이 한국인들의 건강에 많은 보탬을 드리는 계기가 되기를 바라며, 나의 아버님이 직접 쓰신 암치료법도 곧 번역 출판되어 의사들과 환자들에게 좋은 지침서가 되기를 희망한다.

우리가 김태수 씨와 그 일행들을 만난 지는 얼마 되지 않지만, 인류에 대한 사명감과 정열이 오래 전부터 비밀스럽게 교감되어 왔음을 나는 느끼고 있다.
 머잖아 한국 민족이 성인병을 이겨내는 데에 있어서 모든 인류에 앞서가기를 진정으로 희망한다.

원저 서문

  의학의 역사학자인 패트리샤 스패인 워드 박사가 쓴 '거슨 치료법의 역사'의 내용을 우리에게 전혀 알려주지 않았다는 것을 알고서 나는 당황했다. 어쨌든 우리는 고문위원들이 아닌가. 우리는 미국의 기술평가국(OTA)으로부터 국외(國外) 전문 고문위원으로서 비정규적인 암치료법에 대해 연구하도록 위임받았던 것이다. 어제 두번째의 고문단모임이 있었는데 그 사실을 알려주지 않았던 것이다. 그리고 오늘은 1988년 7월 29일 금요일이다.
  거슨연구소의 상무이사로서 나는 OTA 사업 담당이사인 헬렌 겔번드 씨에게 화가 났다. 워드 박사는 계약보고서를 한달전에 OTA에 제출했던 것이다. 그것은 나의 전문분야였다. 내가 왜 그것을 보아서는 안된단 말인가?
  캐피털 힐 호텔에서 가까운 펜실베니아가 600번지에 있는 OTA사무실로 걸어가면서 나는 마음속으로 대결할 준비를 하고 있었다. 그곳에 도착했을 때 줄리 오스트로워스키 씨는 내가 그 보고서를 읽어

볼 수 없노라고 했다. 나는 턱이 떨리고 맥박이 빠르게 고동쳤다. 그가 말하기를 헬렌과 자신이 그 내용을 읽어본 후에 조사보고서에 짜 넣었다고 하면서 고문들이 읽고서 평을 한거나 같은 것이라고 우겼다. 나는 턱을 들어올리면서 이를 악물고 으르렁거렸다.

"겔번드 씨는 어디에 있습니까? 좀 따져봐야겠습니다."

나는 이미 겔번드 씨의 종합적인 일 처리에 실망하고 있었다. 왜 그 여자는 내가 워드 박사의 글을 읽을까봐 안달을 하는지 상상할 수가 없었다. 워드 박사는 수년 전에 '누가 고양이 목에 방울을 달 것인가?'라는 앤드류 아이비 박사에 대한 평을 썼었는데, 그때 아이비 박사가 비정규적인 암치료약인 크레비오젠(krebiozen)을 편들고 있었기 때문이었다. 사실 나는 겔번드 씨가 워드 박사를 고용했기 때문에 그런 글이 나왔다고 추정했다. 나는 워드 박사가 거슨에게도 비슷한 견해를 가지기를 기대했던 것이다. 어쨌든 거슨 박사도 아이비 박사를 파멸시켰던 미국의학협회의 표적이 되어왔던 것인데, 미국의학회지와 학회지를 따라서 흉내나 내고 있는 다른 잡지들이 그에 대한 악선전을 많이 게재하였다. 그러나 나는 거슨에 대한 보고서의 내용이 부정적이더라도 꼭 보고싶어졌다. 그리고 그것이 원칙이었다.

겔번드 씨가 손에 서류를 들고 나타났다. 그는 그 서류를 나에게 주면서 그것을 가져갈 수도 없으며 복사를 해서도 안되므로, 거기에서 읽어보기만 하라고 했다. 나는 너무 놀라 논란조차 하기 어려웠다. 그는 나를 자기의 사무실로 안내했는데, 그곳에서 내가 보고서를 읽고 있는 동안에, 그는 점심을 먹고, 전화에 대고 재잘대는 등 안하무인이었다.

워드 박사가 쓴 보고서의 첫 문장은 나를 깜짝 놀라게 했으며, 첫 문장을 끝낼 때쯤 해서는 깨우침을 주는 문학적인 역사서를 읽고 있다는 것을 느끼게 되었다.

'영양이 건강에 영향을 준다는 생각을 엉터리 의사의 소리라고 하면서 의료계 지도자들이 오래도록 거부해온 것은 근세 미국 의학사에서 일어난 가장 격이 낮은 처사중의 하나이다. 제도화된 미국 의료조직의 정치성을 띤 지도자들은 기독교 사회가 이룩되기 전 히포크라테스 시대부터 19세기말까지 서구 의학계에 널리 퍼져 있었던 경험에서 나온 식사법에 대한 지혜와 영양생물학에 대한 현대적인 연구의 설득력 있는 체계를 무시하면서 오래도록 수술과 방사선만이 암에 대하여 허용할 수 있는 요법이라고 주장해 왔다. 더욱이 질병에 대한 건전한 통계에서 조기진단과 종양제거만으로는 모든 종류의 암을 치유시키지 못한다는 것이 밝혀진 이후에도 이러한 주장을 펴왔다. 역사적인 기록에 의하여 암의 면역치료분야 - 식사요법과 체중을 올리는 요법을 포함하여 - 에서 특히 발전이 늦어졌는데, 그 이유는 직업적인 동맹이나 출판(시술과 연구에 대해서도)에 대한 권력이 학자도 아니며 시술자도 아니며 전문의료인도 아닌 사람들에게 주어져 있었기 때문이다. 그들은 또한 20세기 중반의 의학에서 급변하는 발전의 복잡성을 알 수 있는 전문성도 가지고 있지 못했다.

이와 같이 의료계의 전문조직이 의학의 과학적인 내용이 변하고 있다는 사실에 대응하지 못했기 때문에 장수건강식의 시대가 도래하기 전에 이제는 잘 알려진 암에 대한 영양치료법을 창시한 막스 B. 거슨 박사(1881~1959)가 미국에서 활동하면서 입은 피해는 아주 막대했다.

독일의학을 공부한 거슨은 학자중의 학자로서 질병의 현상에 대한 탁월한 관찰자였다. 19세기말과 20세기초까지는 독일의학을 미국의학보다도 앞선 것으로 믿고서 많은 의사들이 그쪽으로 가서 수련을 쌓았다. 거슨은 1909년 프라이부르흐에서 의학공부를 마치고 가장 현대적인 의학 이론들을 모두 섭렵했는데 특히 전시대에 서구의료계에 나타난 세균학에 몰두했다. 그 후 거슨은 내과, 생리화학, 신경학 등에서 독일의 지도적인 전문의들과 함께 일했다.'

거짓말을 하면서까지 겔번드는 거슨의 약전을 거슨 박사에 대한 조사자료로 OTA에 넘기려 했는데 워드 박사의 보고서를 숨기려 했던 의도에 대해서는 설명할 필요조차 없었다. 거슨 박사가 타계한 지 30년이 지났는데도 미국의학협회의 그에 대한 거부권은 살아 있었던 것이다. S. J. 호트 씨가 쓴 이 책은 당시 미국의학협회의 퇴보적인 지도자들이 거슨 박사의 명성을 파괴시킨 데 대한 생생하고도 대단히 중요한 보고서이다. 이 책은 미국의학협회와 미국암협회가 거슨 박사에게 저지른 허위와 악랄한 행동을 뚜렷하게 밝혀주는 동시에, 거슨 박사는 고칠 수가 있었으나 그들은 고칠 수 없었기 때문에 암 환자들마저 저버렸던 사실도 밝혀주고 있다.

이 책이 씌어진 이래 30년의 세월이 흐르는 동안 암은 더욱더 꾸준히 자라나 안하무인으로 인간을 파멸시키는 괴물이 되어버렸다. 현재 미국에는 암 환자가 600만 명 이상이나 된다. 금년 한 해에도 백만 명하고도 일만 명이 이러한 소리를 들을 것이다. "안됐습니다. 악성입니다. 암입니다." 올 한 해 동안 1분에 한 명 꼴로 50만 명 이상의 미국인들이 암으로 죽어갈 것이다. 그런데도 거슨 박사에 대한 거부는 계속되고 있다.

  호트 씨가 쓴 이 책에는 오늘날 미국에서 암의료에 대한 설득, 특히 영양종양학(영양에 의하여 암을 제어한다는 뜻임-역주)에 대한 설득이 낮은 수준에 머물게 된 원인들이 기록되어 있다. 오늘도 미국암협회의 주도로 선전운동이 벌어지고 있는데 내용은 전혀 알지도 못하는 '건강 사기를 막는 전국위원회'와 같은 조그마한 단체들이 거기에 붙어 다니고 있다.

  호트 씨는 현재에도 혼탁해 있는 분위기를 정화시킬 수 있는 정보를 충분히 제공하고 있다. 오늘의 독자들도 호트 씨가 30년 전에 이룩한 이 작업에 대하여 감사를 드릴 것이다.

1991년 1월
가르 힐덴브란드
거슨연구소 상무이사

차례

역자 서문 / 김태수 · 5

한국어판 간행에 부쳐 / 샬럿 거슨 · 16

원저 서문 / 가르 힐덴브란드 · 30

1. 어느 환자의 애원 · 39

2. 의심과 광명의 교차로 · 46

3. 풀리지 않는 의심들 · 59

4. 위대한 명의 막스 거슨 · 69

5. 놀라운 발견 · 77

6. 기적과 같은 이야기 · 88

7. 말기 암환자들의 모습 · 102

8. 암환자를 고친 것이 잘못이다? · 114

9. 암의 정복자 · 178

10. 끈질긴 암과의 투쟁 · *186*

11. 오늘의 의학이 가는 길 · *198*

12. 끊임없는 노력이 성공으로 · *210*

13. 불후의 업적은 영원히 · *218*

14. 세기를 걸어간 의학의 천재 · *229*

부록 1. 거슨의 일반적인 식사법 · *238*

부록 2. 거슨 박사의 논문들 · *243*

부록 3. 거슨요법의 이론적 이해 · *246*

후기 · *258*

막스 거슨 박사의 연대기 · *262*

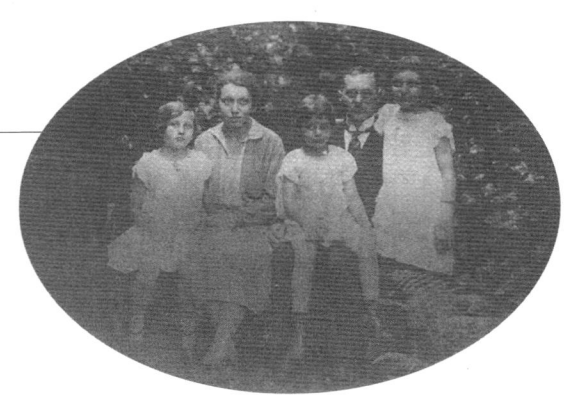

부인 마가렛과 거슨 박사, 그리고 세 딸들.
왼쪽에서 거트루드, 샬럿, 요한나

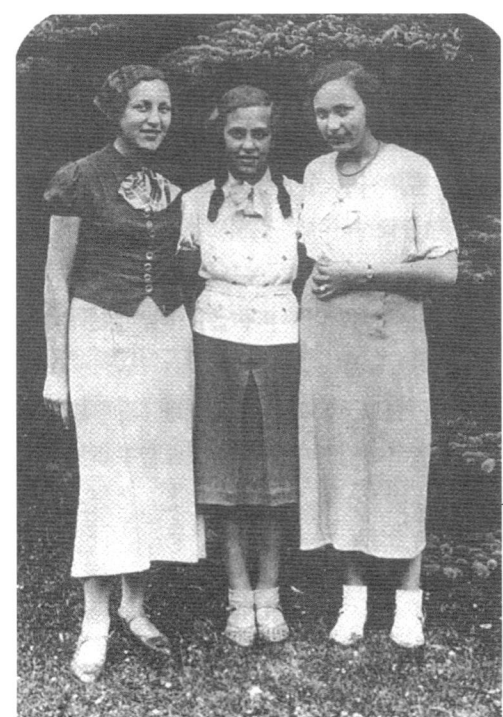

거트루드,
샬럿, 요한나

1. 어느 환자의 애원

어떤 사람들은 기후의 변화에 이상한 반응을 일으키는 듯하다. 내가 이러한 주장을 펴는 첫번째 사람은 물론 아닐 것이다. 실제로 기후가 갑자기 더워지면 독자들로부터 편지가 날아오고, 전화가 걸려와서 자신들이 괴롭힘을 당한데 대하여 짜증을 내며 불평을 하는 일이 잦아진다. 신문은 이와 같은 사람들을 가끔 광기에 걸려 있다고 한다.

나는 이와 같이 부당한 취급을 받고 있다고 주장하는 관계자들 중에서 믿기가 어려운, 진정한 사건의 주인공을 여러 차례 만나보게 되었다.

나는 신문이 가혹하고도 냉소적인 세상에서 찢김을 당하고 타격을 받은 거칠어진 영혼에게 최후의 희망처와 피난처가 되어야 한다고 믿고 있다. 그와 같은 사람들은 오만한 관리(官吏)들 때문에 어찌 할 바를 모르고 주의성 없는 계획에 이용당해서 어느 방향으로 가야 할지 모르고 있다. 신문이야말로 희극적인 채찍이나 수수께끼 이상의 것이 되어야 한다. 그리고 사회의 양심이 되어야 한다.

오늘은 햇빛이 쨍한 날이다. 뉴욕은 몇 주일 동안 매운 추위와 진눈깨비가 계속되더니 때에 맞지 않게 따뜻해졌다. 거리에는 코트가 보이지 않고 사무원들이 셔츠 바람으로 3번가의 거리를 건너가 조그마한 식품 가게에서 통에 든 커피를 사서 들고 오는 모습도 볼 수가 있다.

그날 아침 나의 책상 위에는 여러 장의 편지가 놓여 있었다. 내가 장래성이 있어 보인다고 보도한 가수로부터 온 감사 편지도 있었다. 정형수술의(整形手術醫)에 대한 기사를 썼는데, 거기에 대하여 더 상세한 안내를 원하는 뉴욕 북부쪽에서 산다는 어느 여인으로부터 온 편지도 있었다.

그리고 또 하나의 편지가 있었는데, 그것은 '당사자 귀하'라고 수신자를 적은, 타자기로 친 3장의 편지였다.

"제 이름은 ○○○입니다. 저는 28세의 여자이며 7살 먹은 딸아이가 있습니다. 다른 사람들을 도와주고 싶기도 하고 제 자신이 경제적인 도움을 받을 수 있을까 해서 이 편지를 씁니다.

1957년 5월 28일 저는 병원에서 북부에 생긴 혈관 종양 제거 수술을 받았습니다. 크기는 주먹만하며 양쪽 엉덩이 부근까지 퍼져 있었습니다. 5일 후에 X광선으로 심부 치료를 받았습니다. 그 후 3주일이 지나자 종양이 다시 생겼습니다. 그리고 3개월 후에는 15분 간격으로 47회나 심부 치료를 받았습니다. 그러나 종양은 수술을 받기 전 만큼이나 커져버렸습니다. 뿐만 아니라 이 심부 치료로 위장 부위와 아랫등에 심한 화상을 입게 되었습니다. 그 병원의 수술이나 X광선 치료는 저에게 아무런 도움을 주지 못했던 것입니다. 저는 다만 1100불의 빚만 지게 되었으며 수술 전이나 다름없이 불행에 빠지게 되었습니다.

그때는 잘 느끼지 못했으나 담당의사는 수술 후 2개월 내지 6개월 밖에는 살지 못한다고 했습니다. 47회나 치료를 받은 후 1개월 동안 쉬었습니다. 그때 친구인 어느 부인이 임파육종을 앓은 자기의 어머니가 3년 전에 거슨(Max B. Gerson) 박사로부터 치료를 받았던 이야기를 해주었습니다. 그는 이제 완전히 나았다는 것이었습니다.

1957년 9월 18일 거슨 박사에게 진찰을 받으러 가서 저의 증세가 암이 아닌가를 그에게 직접 물어 보았습니다. 그는 "어리석은 소리는 하지 말아요"라고 말했습니다. 박사의 치료를 받는 것 외에 내가 할 수 있는 어떤 것이 있느냐고 다시 물어 보았더니, 그는 없다고 하면서 다만 치료를 받으라고만 하였습니다.

1957년 9월 19일 저는 뉴욕시 파크가에 있는 거슨 병원으로 갔습니다. 그는 진찰을 하고 나서 종양이 다시 커져서 큰 덩어리가 되었으며 분명히 암이라고 했습니다.

1957년 9월 23일 뉴욕의 내뉴에트에 있는 거슨 박사가 운영하는 오클랜드 매너 암병원에 입원을 하게 되었습니다. 그는 암의 원인은 물론 치료법도 알고 있었습니다. 치료법이란 특수한 투약을 곁들인 올바른 식이요법이었습니다. 그 병원에서 주는 음식물을 섭취하기 시작한 지 5일 후에, 하느님께 맹세를 드립니다만, 종양이 골프공 정도로 작아졌습니다. 그리고 2개월 후에는 종양이 완전히 자취를 감추어 버렸습니다. X광선 치료로 저는 90%정도로 불임증 환자가 되어 있었는데 거슨 박사는 2년만에 완전히 건강한 아이를 임신할 수가 있다고 했습니다. 저에게 한 거슨 박사의 말은 그대로 이루어졌습니다. 그래서 제가 임신을 할 수가 있다고 한 것도 이루어지리라 믿고 있습니다. 사실 저의 생식기가 정상적인 기능을 발휘하고 있음을 느끼기 시작했기 때문입니다.

저는 5개월째 계속하여 다른 약물은 먹지 않고 그가 처방한 음식만을 먹고 있는데 매일 기분이 좋아지고 건강도 회복되어 가고 있습니다. 집안의 가벼운 일들, 음식을 만드는 일, 빨래 같은 것을 하고 있습니다. 주말에는 딸아이를 보러갑니다. 아이는 저의 어머니와 함께 살고 있습니다. 매월 거슨 박사에게 가서 진찰을 받는데 신체 검사와 신진대사 검사 결과 회복이 빠르게 진행되고 있다고 합니다.

식이요법의 내용은 오렌지즙, 푸른 잎사귀 녹즙, 간(肝)즙, 당근즙들로 이루어집니다. 특별한 분쇄기와 압착기로 만든 녹즙을 매일 12컵씩이나 마십니다. 한 주일에 두 번씩 간추출물과 비타민 B12를 섞은 혼합제의 주사를 맞으며 하루에 두 번씩 커피 관장도 합니다. 끼니 때에 먹는 식사의 내용은 신선한 과일, 카티지 치즈(신 우유로 만든 무공해 치즈), 탈지유, 요구르트 등이며, 이들 식이요법과 끼니 때의 음식값으로 매주 50달러 넘게 지출됩니다.

현재 제 남편의 수입은 세금 공제 후 주급 56달러입니다. 저의 가족들은 저를 최대한 도와주고 있으나 이제는 더 이상 생활해 나갈 수가 없습니다. 주급 56달러로 집세, 전기세, 기름값, 전화료, 자동차 보험료, 남편과 딸의 생명보험료를 지불하기는 어렵기 때문입니다. 그래서 암협회와 복지재단에 도움을 요청했습니다. 그러나 의학협회에서 거슨 박사의 도움을 줄 수가 없다고 합니다. 복지재단은 빚의 일부를 지불하도록 응급조치만을 해주었습니다.

저의 일을 맡은 담당자들은 의학협회가 거슨 박사의 치료법을 승인

해야 제가 도움을 받을 수가 있다고 했습니다. 거슨 박사가 저 때문에 두 통의 편지를 보냈으나 그들은 더 이상 저를 도와주지 않았습니다. 거슨 박사는 진실한 의사인데도 왜 그의 치료법을 받아들이는 데에 어려운 문제가 있는지 도저히 이해를 할 수가 없습니다. 그는 이미 유럽과 영국에서는 널리 알려져 있습니다. '암치료법'(A Cancer Therapy, 한국어로는 임식사요법)이라는 그의 책이 이달 내에 나오게 되어 있기도 합니다.

거슨 박사는 제가 완전히 낫기까지는 이 식이요법을 앞으로 1년 반은 계속해야 한다고 했습니다. 간장이 정상화되고 혈액이 깨끗해지고 몸이 회복되어야 완전히 나을 수가 있다고 합니다. 그러나 이 식이요법을 중단하면 종양이 재발하고 그것은 바로 죽음을 뜻하는 것입니다.

이 편지를 읽어보실 분들 가운데 제게 1년 반 이상 경제적 도움을 주실 수 있는 독지가나 기관을 소개해 주시길 바라며 기도 드립니다. 그리고 이 편지를 씀으로써 암환자만이 아는 정신적 육체적 고통을 겪고 있는 어느 한 사람, 아니 여러 사람들을 구할 수가 있기를 바랍니다.

거슨 박사는 인류를 돕는 데에만 관심이 있으십니다. 장차 암에 대한 그의 업적이 인정받기를 바라면서 기도 드립니다."

이 편지에 대한 나의 첫 반응은 바로 쓰레기통에 던져버리고 하던 일이나 계속하려 했다. 식이요법으로 암을 치료하다니, 그리고 거슨 박사가 - 그가 어떤 사람인지는 모르겠으나 - 암의 원인과 함께 치료법을 발견했다면 그의 이름은 인류의 위대한 구세주의 한 사람으로서 모든 사람들의 입에 오르내리고 있을 것이다. 그러나 나는 그에 대해 한번도 들어본 적이 없지 않은가.

그러나 그 편지의 내용은 진실하였다. 나는 타자기로 친 그 편지를 버릴 수가 없었다. 나도 글을 쓰는 사람으로서 내가 쏟은 노력은 생각하지도 않고 편집자가 나의 원고를 한쪽으로 몰아내는 모습을 쉽게 그려 볼 수가 있었다. 그래서 그 편지를 서랍의 맨 윗칸에 두고 다른 일을 하기 시작하였다.

펜을 꺼내려고, 혹은 원고지를 꺼내려고 서랍을 열 때마다 나의 시선은 '당사자 귀하'라는 다섯 글자로 시작한 탄원서에 이끌려 갔다. 그것은 마치 광야에서 울부짖는 목소리와 같았다. 진실로 나의 도움이 필요한지 그렇지 않은지를 확인도 하지 않고 서랍 속에다 그 목소리를 가두어 두는 것은 죄를 짓는 것이라는 생각이 들었다.

그래서 어느날 그 편지를 다시 꺼내었다. 편지를 쓴 그 사람은 절실히 도움이 필요했다고 믿어졌고, 그 여자의 마음속에 깃든 진실을 다시 인식하게 되었다. 만일 그 여자가 암을 치료한다는 돌팔이 의사로부터 어떤 효과를 얻었다면, 거기에서 배울 것이 많이 있을 것이며, 그야말로 이야기 거리가 되지 않겠는가. 이와 같은 의사를 발굴해냄으로써 사회에 봉사하게 되는 것이 아니겠는가.

나는 그 편지를 편집국장실로 가지고 가서 나의 뜻을 설명했다. 그도 조사를 해볼 가치가 있으니 해보라고 했다. 때로는 그러리라고 믿었던 이야기가 달라지는 수가 있다. 전혀 다른 이야기를 듣기도 하는 것이다. 내방으로 돌아와서 송수화기를 들었다. 그리하여 나는 처음에는 상상도 하지 않은, 내 인생에서 가장 이상한 이야기에 말려들기 시작했다.

1916년 브레슬라의 오프리드 포엘스터 병원에서
신경외과의로 근무할 때

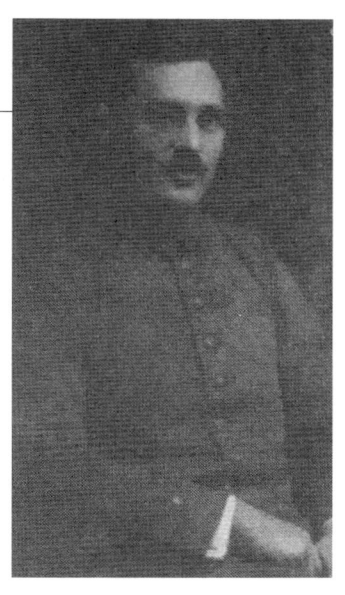

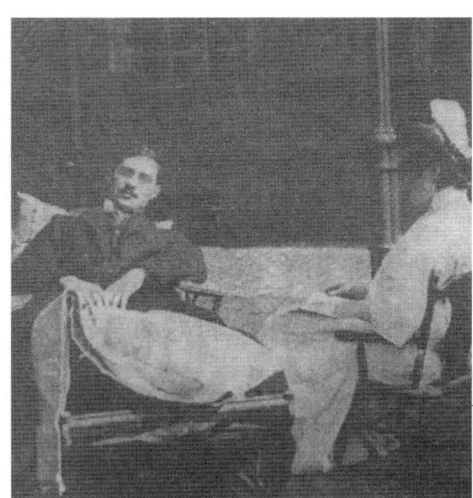

1909년 생선독으로
입원치료를 받아 회복기에 들었을 때.
그 사고로 학업을 중단.
그와 함께 있는 간호사의 성명은 미상

2. 의심과 광명의 교차로

편지를 보내온 그 여인에게 깊은 동정이 갔다. 텔레비전을 통해서 보았거나 기사로 읽은 수많은 비슷한 제목의 얘기들과 비교하여 미루어 볼 때 그 여인은 분명히 암을 치료한다는 엉터리 의사들 중에서도 가장 몹쓸 사람의 손에 떨어져 가진 것을 죄다 날리고 있음에 틀림이 없었다.

내가 우선 해야 할 일은 거슨 박사가 의사인 만큼 의학협회에 편지를 써서 그의 암치료법에 관하여 어떻게 생각하고 있는지를 알아보는 것이었다. 회신이 왔는데 그의 치료법에 대하여 인정을 하거나 부인을 하는 등의 업무를 취급하지 않았다고 한다.

"이력서에 의하면 거슨 박사는 1909년 독일의 바덴주 프라이부르흐시에 있는 알베르트루드비히 대학교 의학부를 졸업하고 1938년 뉴욕에서 개업면허를 얻었습니다. 그는 지방의학협회로부터 1938년 뉴욕에서 개업면허를 얻었습니다. 그는 지방의학협회로부터 1958년 3월 4일부터 2년간 회원권의 보류를 당했다고 합니다. 이러한 특별 조치는 자신의 암치료법에 대해서 거슨 박사가 라디오 인터뷰에 응했기 때문이었습니다.

오랫동안 거슨 박사의 각종 질병에 대한 식이요법과 그의 기록을 우리들은 보관하고 있었습니다. 1946년 11월 6일자 '저널(The Journal)'지의 평론에서 우리들은 거슨 박사가 그의 치료법의 상세한 내용을 발표하기를 꺼려했다고 지적했습니다. 불행하게도 그 기사의 원본이나 복사본을 현재 갖고 있지 않습니다. 거슨 박사에게 그의 치료법의 근거를 제시하라고 요구했으나, 관계자들에게 그의 치료법에 대한 자세한 내용을 알리기에 실패했거나 거절하였다고 써 있습니다.

그 후 잠시 동안 거슨 박사는 뉴욕의 생화학연구소인 매디슨재단에 고용되어 활동했습니다. 재단에서 1948~1949년 동안 거슨 박사가 암환자에게 조치한 식이요법에 대한 보고서를 작성했다고 본회에 알려 왔습니다. 그러나 의학자문위원회는 거슨 식이요법이 암을 치료한다는 데에 대한 충분한 증거를 제시하지 못했다고 보고 있었습니다.

어느 의사가 엉터리인가 아닌가를 누가 어떻게 판단하느냐 하는 귀하의 문의는 동봉하는 '기계적인 돌팔이의사'라는 제목의 소책자를 보시면 아실 수 있으리라 믿습니다. 감사합니다.

올리버 필드, 미국 의학협회 감사부 이사"

편지에서 풍기는 내용으로 나는 미국의학협회에서 거슨 박사가 엉터리 의사라는 결론을 얻지 못했음을 알 수 있었다. 그러나 그들은 사실 그 자체가 설명할 수 있을 것임을 보여 주었다. 이러한 경우, 사실들은 흔히 많은 것을 말해준다.

　의심할 것 없이 의학협회는 나에게 조사를 할 때 사용할 수 있는 대단한 무기를 안겨준 것이다. 무의식에서 이루어졌겠지만 그들은 나에게 매우 신속하고도 편리하게 이용할 수 있는 길을 마련해 주었기 때문에 나는 대단히 즐거웠다. 사람이라면 누구든지 가기에 쉽고, 평범하며, 바로 뚫린 길을 택할 것이다. 진실의 환영일지도 모르는 것을 찾으려고 수 백개의 사잇길이나 뒷길을 헤매려는 사람은 아무도 없을 것이다.

　그러나 간혹 이런 일이 있다. 처음에는 보잘 것 없는 것으로 보이지만, 가까이 다가가 보면 엄청난 괴물로 자라 있는 것들이 있다.

　의학협회에서 보낸 편지에서 두 구절이 얼핏 보아서는 서로가 관계를 갖고 있는 듯 했으나 나의 주의를 끌었던 것이다. 즉 "그의 암치료법에 대하여 라디오 인터뷰를 했습니다"라는 것과 "그의 치료법에 대한 자세한 처방법을 의료계에 알리기에 실패했거나 거절했습니다"라는 구절이 주의를 끌었다.

　그 의사가 동료 의학계에는 자신의 치료법을 자세히 알리려고 하지 않으면서, 라디오 인터뷰에는 응했을까, 나는 그것이 궁금했다. 그가 무엇인가를 숨기고 싶어했다면, 만일 그가 엉터리 의사였다면 그의 처방법을 알리지 않으려고 했음을 이해할 수가 있다. 그러나 그와는 반대로 라디오 인터뷰에 응하는 위험한 짓을 했을까? 그에 대한 정당한 의문이란 무엇일까. 나는 그것을 파헤쳐 보기로 했다. 거슨 박사에 대한 나의 의문에 대한 해답으로 암협회에서는 나에게 한 뭉치의 인쇄물을 보내주었다. 아마 전에도 그러한 질문을 받았던 듯 미리 인쇄물을 준비해 놓은 것 같았다.

1957년 7월 8일자로 기재되어 있는 그 인쇄물의 내용은 다음과 같다.

"거슨 박사는 1940년도 초에 오스트리아로부터 이 나라에 왔습니다. 식이요법으로 암을 치료하는 요법은 그가 오스트리아에 있을 때에도 쓰여졌으며 암과 결핵의 치료에 그 요법을 이용했습니다. 1946년부터 1950년까지 뉴욕에 있는 고담병원이 거슨 박사와의 협력으로 이 치료법을 행하였고 이제는 그 협력 관계가 끝이 난 것으로 알고 있습니다. 현재 그는 시외에 있는 자신의 요양소에서 환자들을 보고 있습니다. 그는 파크가 815번지에 사무실을 가지고 있습니다. 그러나 우리가 알기로는 그가 비록 뉴욕주 의학협회로부터 기소나 추방을 당하지는 않았지만 현재 감시를 받고 있으며 보험 처리도 되지 않고 있습니다.

거슨 박사가 주장하는 치료법은 현재 뉴욕 근처에 있는 그의 요양소에서 처치하는 치료법과 동일한 것이며, 그것은 식이요법입니다. 그가 식이요법에서 강조하는 것은 간(肝)과 여러 가지의 비타민들, 신선한 야채, 특히 양배추를 강조합니다. 이들 음식을 알루미늄 식기에 담아서는 안되며 반드시 유리 그릇을 이용하라고 합니다. 야채는 일단 잘게 썰어서 즙으로 만들어야 하는데, 그가 쓰는 기구와 녹즙기는 특별한 기계로서 대당 150달러씩에 환자들에게 안겨줍니다. 치료법의 한 방법으로 여러 차례 관장을 시키기도 합니다. 그는 환자들을 요양소에서 치료하다가 환자들이 스스로 치료를 할 수가 있다고 믿게 되면 가기 집에서 요양하게 합니다. 환자들은 집에서 자신이 주사를 놓을 수 있게 가르침을 받으며 적어도 일년 동안은 그러한 치료법을 계속하여야 한다고 거슨 박사는 믿고 있습니다. 의심할 여지없이 현재로서는 식이요법으로는 어떠한 암에도 특별한 효과가 있다는 증거가 없습니다.

　1947년 뉴욕주 의학협회에서 거슨 박사의 치료법을 철저히 조사했는데, 그때 그의 치료법으로 도움을 받았다는 환자들의 병력까지도 샅샅이 조사를 했습니다. 이 조사에서 거슨 박사의 치료법으로 효과를 보았다는 환자들에 대한 과학적인 반증을 얻어낼 수가 없었습니다. 1949년 1월 8일자의 '미국의학협회지'에 나와 있는 미국의학협회의 약학화학부의 보고서를 보시라고 말하고 싶습니다. 거기에 거슨 박사의 요법에 대한 언급이 있습니다.

　5, 6년 전 존 군더 씨의 아들이 머리에 난 종양이 재발하여 고생하고 있을 때 그것을 치료해 주어서 호평을 받았습니다. 압박 통증은 분명히 일시적으로 없어졌는데, 그것은 탈수 때문에 일어난 증상이라고 반대론자들은 주장했습니다. 우리들의 관심을 끈 환자로서 뼈종양으로 절단의 진단을 받은 어린 소년이 부모에 의해 거슨 박사에게 갔는데 그 소년은 오랫동안 거슨 요양소에 있으면서 대단한 영양 실조로 귀가하게 되었습니다.

　암협회에서는 막스 거슨 박사가 제시하는 치료법이 암치료에 도움을 준다는 아무런 객관적 증거를 발견해내지 못했습니다."

　그렇다면 사람들이 알아야 한다고 나는 생각했다. 이와 같은 정보들을 더 얻게 되면 암을 치료한다는 엉터리 의사들이 어떠한 방법으로 암으로 고생하는 사람들을 속여서 드러나지 않게 해를 주면서도 돈을 빼앗아 가는가를 알 수 있게 될 것이다.

　암협회에서 보내온 보고서의 내용은 다음과 같다.

　"식사의 제한에 의한 다른 암치료법은 뉴욕의 막스 B. 거슨 박사가 하는 방법입니다. '저널'지에 발표된 그의 처방법은 소금을 이용하지 않는 식이요법으로 뉴욕시 월가 14번지에 위치하고 있는 로빈슨 암재단의 지원을 받고 있다고 합니다. 그 '저널'지는 거슨 박사가 전에도 식이요법이 결핵을 치료하는 선구적인 치료법이라고 거짓으로 말한 것과 연관이 있으며, 그 암연구재단은 실제로 두 기업체로부터 재정지원을 받고 있다고 지적했습니다. 그 식이요법은 인체를 대단히 민감하게 만든다고 하며 보통의 마취에는 치명적이 될 수도 있게 한다고 합니다. 그것은 외과수술에 공포를 느끼고 있는 암 환자가 전혀 근거가 없으나 그럴 듯하게 흥미를 느끼도록 꾸며져 있다는 것입니다. 물론 외과수술만이 암의 근절을 가져다줄 수 있는, 유일하게 효과적인 방법일 수가 있는데 말입니다. 그러나 식사의 내용을 바꾸고 영양의 보충을 도모하는 것이 암을 정복하는 데에 특별한 효과가 있다는 과학적인 근거는 전혀 없습니다."

그 다음에 나는 1946년 11월 6일자의 '미국의학협회지(Journal of the American Medical Association)'에 실린 다음과 같은 평론을 읽게 되었다. 그것이 거슨 박사에게는 치명타를 준 것이었다.

"수년 전에 거슨-자우에르브루흐-헤르만스도르퍼(Gerson Sauerbruch-Hermannsdorfer) 식이법이 결핵 치료에 빼어난 효과가 있다고 주장했다. 거슨 박사는 결핵균이 생존하고 있는 토양의 성질을 바꾸기 위하여 이 식사법이 피부결핵(낭창) 환자에게 약간의 도움이 있음을 알게 되었다. 그 방법이 여러 가지의 결핵 환자들에게 유효하다고 거슨 박사는 주장했는데 다른 의사들이 그것을 시도해 보았으나 쉽게 수긍할 수가 없었다.

수년 동안 본지는 전국 각지로부터 뉴욕의 고담병원에서 거슨 박사가 행하고 있는 소금을 이용하지 않는 식이요법에 대한 정보를 달라는 요청을 받아왔다. 그래서 본지는 거슨 박사에게 수 차례에 걸쳐서 그 식이요법의 상세한 내용을 알려줄 것을 요청했으나 한번도 만족할만한 답변을 받아보지 못하고 있다. '위장학회지'(Review of Gastroenterology) 1945년도 11~12월호 419페이지에 '악성 종양병에 있어서의 식이요법 고찰'이라는 초보적인 보고서가 있다.

그런데 로빈슨 암연구재단에서 발행하는 회보에 때때로 그의 기사가 실렸었다. 그 재단은 뉴욕시 월가 14번지에 위치하고 있으며 거슨요법을 지지한다고 한다. 국회의 마지막 회기에서 암 연구를 위하여 계상된 약 1억불의 지출 때문에 공청회가 열렸었다. 거슨 박사는 동 공청회에 자기가 다룬 5명의 환자에 대한 자료를 제시해 달라는 요청을 받았다고 했다. 미국인들이 다행스럽게 되느라고 그가 제시한 내용은 언론의 공감을 얻지 못했다. 그러나 라디오 해설가인 레이먼드 스윙 씨는 1946년 7월 3일 ABC방송을 통하여 거슨의 암치료 요법이 경이적인 효과가 있다고 전세계에 말했다. 사람들이 방송국에 방송된 원고의 복사본을 요구하면 고담병원의 조지 밀레이 박사에게 가보라고 했다.

현재 거슨 박사의 치료를 받으려고 하는 어느 환자로부터 암치료법에 유효하다고 하는 식이요법 처방전을 입수하게 되었다. 그 환자는 53세의 남자로서 전이가 매우 심한 위장암 환자인데 거슨 박사와는 만난 적이 없었다. 그러나 4주일 간 취하게 될 식이요법의 계획이 자세히 마련되어 있었다. 그 식이요법은 '위장학회지'에 발표된 것과 비슷했다. 담배, 조미료, 커피, 홍차, 초콜릿, 술, 흰 설탕, 흰 밀가루, 파스트리, 소시지 등은 금기식품이다. 통조림류, 보존 식품, 유화물 가공 식품, 냉동 식품, 훈제 식품, 가염 식품, 정제 식품, 병에 든 식품들도 금기식품이다. 소금, 소다, 중조, 지방, 기름 등을 이용하지 못하게 했다. 그리고 육류, 생선, 달걀, 우유, 버터, 치즈, 빵들을 어느 기간 동안 금식하게 했다. 사과와 당근으로 만든 녹즙, 과일 녹즙, 소금을 치지 않은 신선한 야채 녹즙을 취하게 했다. 고압 요리기의 사용을 금했다. 식사의 기본은 수프인데 불행한 환자들은 그것을 하루에 1쿼터씩 먹어야 한다. 처방에는 큰 파슬리 1개, 3~4개의 부추, 1개의 샐러리, 4~5개의 토마토, 3~5개의 큰 감자, 2~3개의 큰 양파, 3~5개의 당근이 포함된다. 오트밀을 약간 먹게 한다. 투약으로 루골액(편도선 따위에 바르는 약-역주)과 다량의 나이아신을 매일 취하고, 철분과 간가루를 매일 취하며, 루바일이라는 담즙염(膽汁鹽)을 알약으로 하루 네 차례씩 복용하며, 맥주효모를 하루에 세 차례씩, 비오스테롤(Vitamin D)을 포함한 인산석회를 하루에 8회, 녹즙에는 인산을 1숟가락씩 타야 하며, 매주 생간 추출액을 3cc씩 여러 차례 근육 주사로 맞고, 비타민K를 주사로 맞아야 한다. 처방으로 다른 약은 해가 되고 위험하므로 일절 못쓰게 하며, 이 식이요법으로 인체가 매우 과민하게 되어 있으므로 특히 마취제의 이용을 못하게 한다. 마취제의 이용은 치명적이기 때문이다. 처방의 하나로 거슨 박사는 환자들이 매일 많은 양의 배변을, 가능하면 매일 두 번씩 보아야 하며, 배변이 어려울 때에는 관장을 하게 했다."

의료계에서 이러한 거슨 박사에게 환심을 갖지 않을 것이라는 결론을 얻기는 매우 쉽다. 그러나 내가 심히 걱정되는 바는 이와 같은 처방을 계속 내리게 해도 되는가 하는 점이다. 암으로 쓰러진 보통의 사람들이 이 의사가 엉터리라는 것을 어떻게 알 수가 있겠는가? 환자들은 그에게 가도 다른 의사들로부터 받을 수가 있는 동일한 처방을 받으리라 기대하고서 가야 하지 않겠는가? 사람의 목숨이 경각에 달렸을 때 이 점을 알아야 한다는 것이 얼마나 중요한가? 분명히 그에 대한 방어책이 없는 듯하다. 미국인들이 생명을 잃을 수 있는 다급한 상태에서 공포와 고통으로 혼란에 빠져 엉터리 의사에게 쉽게 끌려가 생명을 잃을 수도 있다. 슬프게도 구매자의 위험부담이라는 옛 격언이 여기에도 통용되고 있다고 해야 할 것 같다. 그것은 자신을 보호할 공동 사무처가 따로 없으니 스스로 자기 자신을 보호하라는 뜻이었다.

나는 조사를 하기에 충분한 시간을 마련할 수가 있었다. 아무도 실제로 올바른 결론을 내리지 못해 거슨 박사를 엉터리 의사라고 부르지 않는다고 하더라도 그 편지들과 기사의 내용들이 빈정거림 속에서 이미 여기저기에 알려져 거슨 박사를 냉소적인 시선 속에 빠뜨릴 목적에 이용되었을 것이다. 그것을 알아내려면 충분한 시간을 가져야 한다는 경고가 거기에 내포되어 있다고 하겠다.

그러나 암으로 고통을 받는 사람들에게는 시간이란 쪼개어 쓸 수도 없는 상품이라고 할 수밖에 없을 만큼 귀중한 것이다. 암 환자들은 자신이 살아갈 수 있는 시간이 얼마 남지 않은 것으로 생각하면서 의사의 배경을 조사하여 자신의 수명을 연장하려고 하지 않는다. 특히 친구로부터 그 의사를 정중히 소개받았을 경우에는 더욱 그러한 경향이 있다.

그러한 일들에 당황하면서 나는 뉴욕주 의학협회에 편지를 보내어 거슨 박사의 치료법을 인정했는지의 여부를 물어보았다.

그들의 회신은 다음과 같았다.

"어느 의사든 환자를 치료하는 방법에 대하여 효과가 있는지, 적법한지의 여부를 뉴욕주 의학협회에서는 결정할 권한이 없습니다. 거슨 박사는 본 의학협회의 회원인 것만은 분명합니다. 그러나 그는 개인적으로 홍보를 했기 때문에 본회 회원으로서의 권리와 특권을 행사하지 못하도록 되어 있습니다."

역시 같은 투였다. 겉으로 비난하기는 싫어하면서도 속으론 더 구멍을 파내는 것이었다. 마치 사업가들이 이렇게 말하는 것과 같은 투였다. 동업자에 대하여 물어보면, "아, 존씨야 훌륭하지요. 그런데 술을 좀 멀리했으면 좋겠어요."

그런데 의사 사회 내의 우애 같은 것을 내가 잘 모르고 있다는 것은 의심할 여지가 없었다. 거기엔 분명히 우리들이 알아내기가 어려운 규칙이 있을 것이다. 그것은 윤리의 문제이다. 암 환자가 거기에서 득을 볼 리가 없다. 그러나 암 환자는 보호를 받아야 한다.

여기에 대하여 내가 이야기하는 것보다 나에게 편지를 보냈던 여인의 증언이 훨씬 더 설득력이 있을 것이다. 나는 그 여인에게 전화를 걸었다.

"의사들은 환자들에게 집에 돌아가서 죽음을 기다리라고 해요."라고 그는 말했다.

"저의 주치의는 제가 수술 후 3일 만에 죽을 것이라고 했어요. 그러면서 그는 제가 지금까지 살고 있는 것은 축복을 받은 것이라고 어머니에게 말했어요. 어쨌든 악성혈관종양이기 때문에 2개월에서 6개월 이상 더 못 살 것이라고 했어요.

종양이 다시 나타나자 어머니는 주치의에게 다른 전문의를 추천해

달라고 간청했어요. 어머니는 집이라도 팔겠으니 훌륭한 의사를 소개해 주십사고 했지요. 주치의는 특별한 전문의가 없다고 하면서 자기의 치료법이 모든 의사들이 하는 치료법과 같은 것이라고 했어요. 이제 하나님께 맡겨야 한다고 했지요. 저와 같은 종양환자는 거의 다 죽을 수밖에 없다는 것이었어요.

저는 거슨 박사에게 편지를 드렸어요. 치료를 계속할 비용을 구하기가 어렵다는 것과 적십자사, 복지부, 그리고 여러 자선단체들이 왜 도움을 주기를 거절하는가를 알려 드렸어요. 심지어 제가 다니는 교회의 목사님도 저를 버렸어요. 암협회에서는 제가 빚지고 있는 병원의 수술비와 치료비를 대주려고 했으나, 거슨 박사에게 가게 되자 중단해 버렸어요. 이제는 완전히 거절하고 있어요. 아마 병원에서는 저에게 고발을 하려 할 거예요. 그것은 큰 빚이에요. 거의 집을 날려버릴 단계에 '암치료재단'에서 150달러를 보내 왔어요. 매달 5달러씩 갚아나가되 무이자의 조건이예요. 그 재단은 거슨 박사의 치료를 받고 암을 고친 분들이 세운 비영리재단입니다.

우리 사회는 아마 제가 암으로 죽기를 바라는가 봐요. 그들은 그릇된 것이라고 믿고 있는 치료법으로 제가 병을 고치기보다는 차라리 죽기를 바라는 것 같아요."

그와의 전화를 끝낸 후 유명한 암연구기관에 전화를 걸었다. 그 기관은 미국 국민들로부터 수백만 달러를 기부금으로 모아들였다.

나는 그들에게 이렇게 말하였다.

"그 여자의 말이 맞을 비율이 1000대 1이라고 합시다. 의학적인 지식에 의하면 그 여자는 죽었어야 했는데, 거슨 박사의 치료를 받아 살고 있지 않습니까. 그 여자에게 1년 동안 매주 50달러씩 도와줄 수 있는 길을 모색해 볼 수가 없을까요?"

그들은 거슨 치료법을 믿을 가치가 없다고 했다. 그 여자가 자선병원에 가서 치료를 받게 되면 도와주겠다고 했다.

"그러나 그 여자는 이미 그 병원에서 수술을 받았잖소? 병원측은 더 치료할 방법이 없다고 하지 않았소?

그들은 그 여자에게 집에 가서 죽으라고만 하지 않았소?"

그들은 미안하다고 말하면서 그 이상 어떻게 할 수가 없다고 했다. 그때 어떤 사람이 나에게 아주 친한 척하면서 접근해 왔다. 그는 매우 쾌활했으며 거슨 박사를 거드는 척했다.

"문제는 거슨 박사가 자신이 고치지 못한 사람들에 대해서는 말을 하지 않는다는 것이오"라고 그는 말했다.

그것은 이상한 표현이었다. 그 말은 결국 거슨 박사가 여러 명의 암 환자를 고쳐내었다는 뜻이 아닌가. 그러나 식이요법으로 암을 고칠 수가 없다는 것은 다들 아는 사실이 아닌가.

여러분은 식이요법으로 암을 고칠 수가 있는가.

그동안 내가 조사한 것들을 가슴 속에 지닌 채 거슨 박사를 직접 만나서 증거를 잡기로 결심하였다.

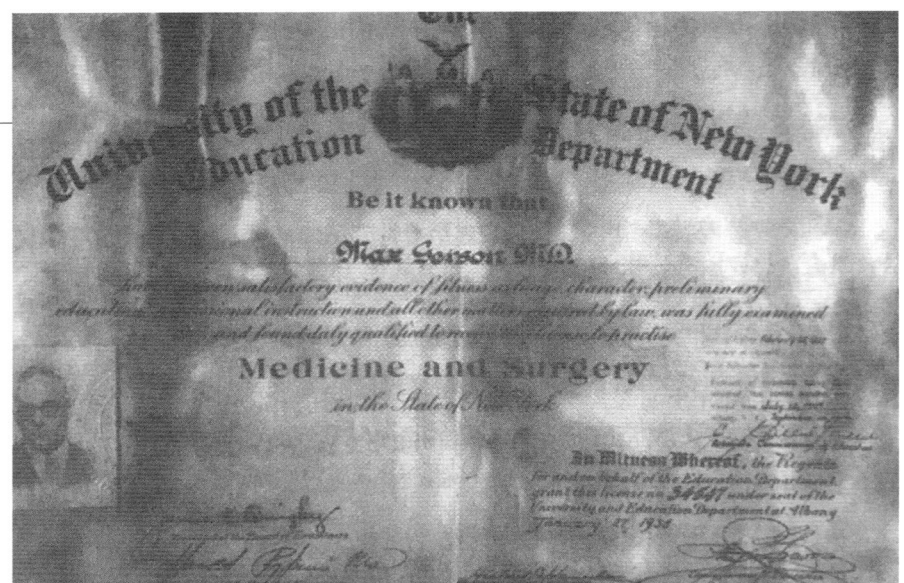

뉴욕주 의학협회에서 발행한
내과와 외과전문의 개업면허증.
1938년 1월 27일자

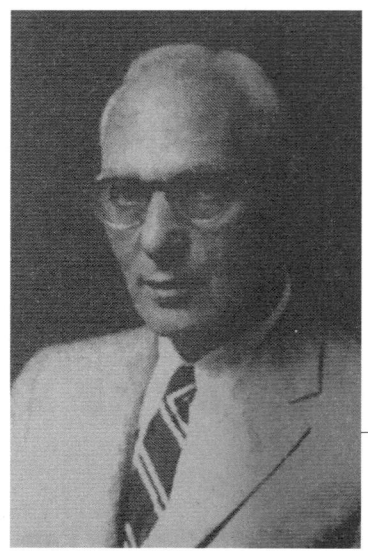

1940년대 말 뉴욕에서

3. 풀리지 않는 의심들

엉터리 의사라면 다음중 한 가지 태도를 보이리라 나는 생각했다. 면담을 거절하거나 아니면 그 반대로 대환영을 하는 것이다. 그래서 그는 암에 대해 성취한 놀라운 일들을 나에게 황홀하게 들려주면서 자신의 놀라운 업적을 기사로 쓰게 하려 들 것이다.

거슨 박사는 위의 어느 태도도 취하지 않았다. 그의 비서가 말하길 박사는 환자를 돌보느라고 너무 바빠서 나와 이야기를 나눌 틈이 없다고 했다. 며칠 뒤에 다시 그를 만나려고 했으나 같은 답을 들을 수밖에 없었다. 그것은 참기 어려운 일이었다. 나는 거슨 박사가 텔레비전에서나 볼 수 있는 엉터리 암치료사처럼 검은 얼굴의 족제비상을 한 사나이일 것이라고 상상했다. 그는 한 건 하려고 하다가 신문사에서 자신이 치료하는 환자에 대하여 한마디 듣자고 하니 놀랐을 것이라고 생각했다. 그러니 나로 하여금 그의 일을 엿보지 못하게 한 것은 당연한 일이었다.

그러나 나의 생각은 잘못이었다. 한 주일이 지나자, 그의 사무실에서 전화가 걸려왔는데 거슨 박사가 나를 만나고 싶어한다는 것이었다.

그의 용모에 대한 나의 상상도 빗나갔다. 그는 노인이었다. 큰 키에 말랐으며 눈은 푸르고 머리카락은 희었다. 그리고 독일 악센트로 말을 하였다. 그는 나의 질문에 열심히 답을 하는 것도 아니었으나 싫어하지도 않았다. 사실 나는 질문을 많이 하지 않았다. 그가 주로 얘기를 끌어갔기 때문이었다. 대화를 시작한 지 얼마가 지나지 않아서 나는 거슨 박사가 비슷한 얘기를 전에도 다른 사람들에게 했었다는 느낌을 받았다. 그러나 그는 나의 조잡스러운 질문에 대하여 친절하고도 끈기있게 대답을 해주었다. 나는 의학담당 기자가 아니었으며, 그 분야에 대한 기사를 주문받은 적도 없었기 때문에 그쪽에는 사실 문외한이었다. 그러나 거슨 박사는 기꺼이 나를 가르쳐 이해하고 결론에 도달하게 했다.

그리고는 이렇게 말했다.

"암이 치료된 적이 없었다는 사실을 이해하시지 못하겠소? 의료사(醫療史)에서 암환자가 치료된 적이 없었소. 그런데, 그 여자는 지금 잘 있지 않소? 그리고 일도 하고 있지 않소? 여기에 그 여자의 엑스레이 사진이 있소. 그것들에 대하여 설명을 해드리겠소."

하면서 그는 목소리를 높였다. 77세의 노인은 빙긋이 웃으면서

"다른 의사들은 내가 암을 고칠 수가 있다고 하니까 싫어하지요. 그들은 암을 고칠 수 없다고 합니다. 나는 있다고 합니다. 그리고 암을 고쳐내고 있지요."

하고 말했다.

그런데 왜 그는 자신의 치료법에 대한 상세한 내용을 밝히길 꺼려했을까. 미국의학협회에서는 거기에 혐의점을 두고 있지 않는가.

그에 대한 답으로 거슨 박사는 여러 의학잡지사에서 보내온 거절의 편지들을 나에게 보여주었다.

그 본보기들을 몇 가지 추려보았다.

1943년 2월 9일자 '뉴욕 스테이트 의학지(New York State Journal of Medicine)'의 답신.

"유감스럽지만 본지에서는 귀하의 논문「암은 부족병이다」라는 글을 실을 수가 없음을 알려드립니다."

1944년 12월 7일자 「메디칼 레코드(Medical Record)」지의 답신.

"귀하의 논문「악성 종양에 대한 식이치료법」은 우리 잡지사의 발행 취지에 맞지 않아서 돌려보내 드립니다. 본 논문은 관련이 있는 의학지에 보내는 것이 유효하지 않을까 사료됩니다. 본 논문은 그쪽 분야의 것이니까요."

내가 방문한 암연구 기관에서는 이렇게 말하였다.

"어느 의사든 새로운 논문을 발표하고자 할 때 그것을 수용하는 문은 열려 있습니다."

그러나 이 '수용하는 문'이라는 것이 거슨 박사에게만은 닫혀져 있었다. 왜 그랬을까? 식이에 의한 암치료법이 너무나 비정규적인 치료법이라서 그랬던 것이 아니었을까?

그런데, 그는 이미 50여 편의 의학 논문과 세 권의 단행본을 출판해 왔지 않았던가. 거슨 박사가 문제를 노출시키길 꺼려했다면, 아무래도 이상스럽지 않은가.

"의사들 중에서 나의 식이법에 대하여 알고 싶은 분을 만나시거든"

하면서 거슨 박사가 말했다.

"그들의 도서관에 가보라고 하십시오. 거기엔 내가 쓴 「암치료법(암식사요법)」이란 책이 있을 것이고, 그 책에는 나의 식사법에 대한 자세한 설명이 있을 테니까요."

그때서야 나는 엉터리 의사, 신비한 약을 팔거나 비밀스러운 치료법을 행사하지 않는, 단지 비정규적으로 암을 치료하는 의사를 알게 되었다.

그가 돌팔이라면 정직하지 못한 수입은 어디에서 흘러 들어올까. 암을 정통적인 방법으로 치료하는 의사들은 굶지를 않는데 말이다. 그가 확신에 차 있지 않는 한 어떻게 하여 새로운 길을 찾을 필요가 있다고 생각했을까. 거슨 박사는 나를 그윽이 바라보고 있었는데 그는 자신의 말을 확신하고 있는 것으로 보였다. 그는 수줍음을 타는 사람으로 영어 발음이 쉽지 않아 약간 어색해 보였다. 그러나 그는 분명히 헌신적이며 성실한 사람으로 보였다. 만일 그가 엉터리 의사라면 큰 소리를 쳐댔을 것이다. 기자에게 좋은 인상을 주려고 안간힘을 다 썼을 것이다.

마음속에서 거슨 박사에 대해 새겨 놓았던 얘기가 새어나오려 했다. 그러나 나는 확신을 할 수가 없었다. 성급하게 결론을 내려서는 안 된다. 더욱이 내가 내리는 결론은 수십만의 신문 독자들이 읽을 것이기 때문이다. 나는 사실을 확인해야 한다. 지금 내가 얻은 것보다 훨씬 더 많은 사실을 얻어내야 한다. 그러나 한 가지만은 확실했다. 결코 결론을 향해 쉽고, 공정하며, 바로 나아가는 길을 찾기가 쉽지 않다는 것이 그것이다. 나는 결국 수많은 사잇길 중 하나를 파내려 가야 할 것 같았다.

"다섯 차례나"

하고 거슨 박사가 말을 시작했다.

"다섯 차례나 그들은 위원들을 여기에 보내 나의 치료법을 조사했소. 뉴욕주 의학협회에서 말이오. 나는 그들에게 환자들을 보였고, 엑스레이 사진들을 보여 주었으며, 관련된 기록이며, 필요한 것들은 죄다 보여주었지요."

그 말은 나에게 좋은 기회를 안겨주는 것이었다. 거슨 박사의 치료법을 알고 있는 의사들이 있다는 말이 아닌가. 그들은 분명히 거슨 박사의 치료법이 가치가 있는지의 여부는 알게 되었을 것임에 틀림없다.

"그들이 조사한 결론은 어떠했나요?"

하고 나는 열심히 물었다.

"나는 모르지요."

하고 거슨 박사가 말했다.

"그들은 발표를 하지 않았으니까요."

신문기자라면 누구든지 그의 마지막 말을 듣기를 좋아하지 않을 것이다. 문제의 중요성에 비추어보아 더욱 그러하지 않은가. 그들은 왜 결과를 발표하지 않았을까. 만일 그들이 거슨 박사의 치료법이 무용하다면 대중에게 공개를 해야 하지 않을까. 그렇게 하기엔 도의상 가책을 느꼈을까. 거슨 박사가 실제로 암을 완치하고 있다면 도의상으로도 공개를 했어야 하지 않았을까. 나는 남성이든, 여성이든, 어린이든, 그들의 문제에 관련되는 일이 비밀에 싸여 있는 것을 좋아하지 않는다. 더욱이 암환자들이나 그들의 가족에게는 절대적으로 중요한 일이 아닌가.

나는 거슨 박사의 사무실을 떠나기 전에 다른 얘기를 더 알게 되었다. 그는 뉴욕의 롱 존 씨의 라디오 프로그램에 출연한 탓으로 의학협회에서 자격정지를 받았던 것이다. 그의 출연을 암치료재단의 열성적인 회원이 주선을 했던 것이다. 그 프로는 원고 없이 하는 철야토론으로 이루어진다. 따라서 방송 후에 잘못된 것이 알려지면 미안하다는 말로써 슬쩍 비켜나갈 수가 있다. 이 프로는 흥미를 끌기는 하나 발표자에게 쉽게 역공을 할 수가 있는 것이다.

롱 존 씨는 유명한 라디오 프로 진행자이며 많은 의사들을 출연시켰다. 그 프로에 출연하는 의사들은 방송 도중이나 방송 후에 밀려드는 편지나 전화에 응답하길 거부하지 않았으며 그렇다고 편지나 전화를 유도하지도 않았다.

"아니오. 나는 그 프로가 잘못되었다고 생각하지 않아요."

하고 롱 존 씨가 나에게 말했다.

"그것은 벌써 2년 전의 일이오. 그 후 나는 많은 것을 알게 되었지요. 이제는 거슨 박사와 다른 견해를 가진 의사를 출연시켜 봐야겠어요."

그 후 돌아오는 토요일 오후 뉴욕에 있는 키우가든에서 매우 우아하고 매력적인 부인과 담소를 즐기게 되었다. 그는 거슨 박사의 맏딸로 암치료재단의 비서직으로 근무하고 있는 요한나 오버랜더 부인이었다. 나는 자기 아버지의 이상에 대한 헌신적인 노력과 정통적인 의사들의 치료법에 직면하여 반대하는 당당한 용기에 감명을 받았다. 부인은 아버지가 경영하던 뉴욕의 나누에트에 있던 오크랜드 매너 암치료센터가 1958년 3월에 문을 닫게 되었다고 했다.

"어머니께서 아버님이 너무 고된 일을 하신다고 여기셨어요."

라고 부인은 설명을 했다.

"아버님은 올해 일흔 일곱 살이세요. 여러 가지로 생각한 끝에 거기에서 개업을 하시기로 했어요. 거기에선 식사를 전문가에 의해서 마련할 수가 있으니까요."

나는 부인에게 거슨 병원에서 환자들에게 대당 1백50달러 정도에 팔고 있다고 미국암협회에서 주장하는 특수 녹즙기에 대해 물어보았다.

"아버님은 그 기계와는 전혀 무관하셔요. 저도 그렇구요. 제가 환자들에게 그 기계에 대하여 설명을 하지요. 아버지는 제가 환자들에게 기계 작동의 시범을 보여주는 것이 유익하다고 믿고 계세요. 아버지는 환자들이 그 기계를 어디에서 구입하든 상관하시지 않아요. 많은 분들이 자기들이 살고 있는 고장의 취급점에서 구입하지요. 그 기계가 편리하기 때문에 저희들도 사용하고 있어요. 그래서 환자들에게 제가 쉽게 설명을 할 수가 있어요."

부인은 나를 부엌으로 데려가서 기계가 작동하는 것을 보여주었다. 나는 채소가 부드러운 섬유질로 부서져서 다시 즙으로 짜지는 과정을 지켜보았다.

"이 기계라면 적절한 값으로 보여지네요."

하고 내가 말했다.

"엑스레이 치료를 한번 받는 데에 25달러 이상이 소요되는 것과 비교해 보세요. 그러한 치료법으로 벌어들이지 못하면 많은 병원이 도산할 거예요. 암 환자들은 대개 8000달러 정도를 쓰고는 죽지요. 이 녹즙기는 매우 유용하면서도 해를 입히지 않아요. 그러나 엑스레이는 아무리 좋게 보아도 의문스러운 데가 있어요."

나는 부인에게 기존 의학계에서 암을 정복할 돌파구가 있을 것으로 기대를 하느냐고 물어보았다.

"언제나 암에 기여하는 시간에 따라 돌파구가 있을 거라고 말들을 하지요. 그런데 돌파구를 찾기보다는 그냥 치료하는 게 더 수지가 맞을 걸요."

그러면서 부인은 알베르트 슈바이처 박사도 그 재단의 이사 중 한 분이라고 하면서 요즘엔 재단이 주로 교육에 전념하고 있다고 했다. 슈바이처 박사의 부인이 폐결핵으로 고생을 했는데 거슨 박사가 식이요법으로 고쳐주었다고 했다.

"슈바이처 박사 부인께서 아버님께 오셨을 때는 겨우 오십을 갓 넘겼을 때였어요."

하고 부인이 말을 이었다.

"아프리카의 기후 때문에 슈바이처 박사 부인께선 폐를 앓게 되었어요. 슈바이처 박사께서는 아버지의 치료에 대단히 감사해 했어요. 박사께서는 거슨 박사의 치료를 받지 않았더라면 자기 아내는 살아있지 못했을 거라고 말씀하셨어요. 그 부인께서 금년 1월에 79세로 타계하셨어요."

나는 소금을 매우 좋아했으므로, 무염식은 맛이 없을 거라고 부인에게 말해 보았다.

"저는 무염식으로 자랐어요."

하고 부인은 미소를 지었다.

"음식을 정확하게 만들면 거기엔 천연염이 그대로 남아 있게 되지요. 그러면 음식의 맛도 그대로 살아있게 돼요. 음식의 맛이란 겨우 수초 동안 느껴지는 것이지만 음식은 체내에서 수일 동안이나 머물게 되지요. 어느 쪽을 택하시는 것이 나을까요?"

내가 오버랜더 씨 댁을 떠날 때에는 거슨 박사의 작업에 대하여 더 뚜렷한 그림을 그릴 수가 있었다. 그 부인이 말한 대로 정말로 암이란 병이 아니라 단순히 증상일 따름일까? 종양을 절제해 내거나 태우지 않고 신선한 자연식으로 재생시키면서 인체 전체를 치료하여 암을 고칠 수가 있을까? 식이의 효과가 있을까?

그에 대한 진실 여부를 가려내기 위하여서는 뉴욕주 의학협회에서 행한 다섯 번에 걸친 조사의 결과를 알아내야 했다. 만일 그 결과가 부정적이라면, 암치료에 대한 엉터리 의사를 계속 조사할 수 있을 것이다. 그러나 거슨 박사의 치료법이 정말로 가치가 있는 것이라고 확인해준다면, 그것은 전혀 다른 이야기가 된다. 만일 그게 사실이라면 본격적인 의문이 나타나게 될 것이다.

왜 그들은 조사의 결과를 발표하지 않았을까?

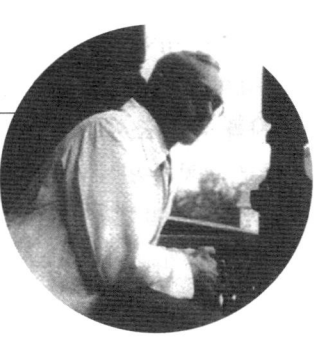

카셀의 주립병원에서.
당시 프러시아정부 의료위원회의 위원이면서
동병원의 특수결핵과 과장으로 근무

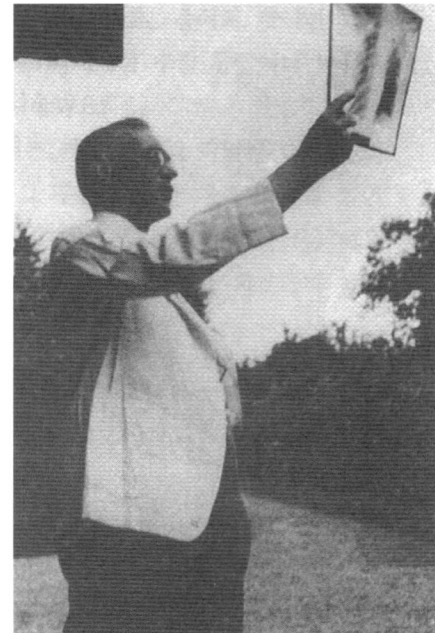

1933년 비엔나에서.
식이요법으로 폐결핵이 치료된
환자의 엑스레이 사진을 검토하고 있다.

4. 위대한 명의 막스 거슨

'헤럴드 건강지(Herald of Health Magazine)'는 거슨 박사에 대해 쓴 기사에서 내가 찾고자 하는 조사의 결과를 손에 쥔다는 것은 쉬운 일이 아니라고 했다. 그중 한 대목만 읽어보면 이렇게 씌어져 있다.

"뉴욕주 의학협회에서는 그에 대하여 발표한 적이 없을 뿐만 아니라, 그에 대한 질의가 있었다는 것도 말하지 않으며 질문이 있었다고 해도 대답하지 않는다."

그들은 발표에 대해 그렇게 고자세를 취할 수가 있을까? 나는 의아했다.

의학협회에 보낸 나의 편지는 다음과 같이 이어졌다.

"저희 신문사에서는 거슨 박사의 치료법에 대하여 아직 기사화하지 않고 있습니다. 왜냐하면 저희들이 접촉한 모든 기관에서 거슨 박사의 치료법이 유효하다는 데에 동의를 하지 않았기 때문입니다. 그리고 그들은 주장하기를, 어느 의사든 새로운 치료법을 발표할 문이 열려 있는데도 거슨 박사는 그 문을 열지 않았다는 것입니다. 그러나 암치료재단에서는 주장하기를, 거슨 박사가 그 문을 열려고 계속 노력했으나 번번이 거절을 당했다고 했습니다. 그가 쓴 논문이 발표되길 거부당했으므로 다른 방법이 없었다는 것입니다. 제가 알기로는 귀 협회의 한 위원회에서 거슨 박사의 치료법에 대하여 여러 차례 조사를 했다고 합니다. 거슨 박사가 제시한 엑스레이 사진을 검토하면서 환자들을 관찰하는 등 여러 가지 조사를 했다는 것입니다. 그러나 그에 대한 결과는 전혀 공표된 바가 없습니다. 저희들은 거슨 박사의 치료법에 대하여 공적인 책임성 외에는 아무런 다른 감정을 갖고 있지 않습니다. 귀 협회에서 조사한 결과를 알아볼 길이 없을까요?"

이에 대한 협회측의 회답은 다음과 같았다.

"잘 아시리라고 믿습니다만, 본 뉴욕주 의학협회에서는 의사의 권익을 옹호하는 측면에서 사전에 필요한 조치가 있습니다. 그러하오니 막스 거슨 박사에게 귀하께서 서면으로 요구해 주십시오. 막스 거슨 박사가 서면으로 귀하가 알고 싶어하시는 내용을 귀하에게 공개해도 좋다고 본회에다 요구를 하면, 기꺼이 따르도록 하겠습니다.

윌리암 L 휠러 쥬니어. 의학박사, 사무처장"

그 편지의 내용은 매우 그럴 듯했다. 나는 그들의 견해를 충분히 이해할 수가 있었다. 그래서 거슨 박사의 동의를 얻어야 했다. 그것이 어려울 것이라고 말하다니 이상한 일이 아닌가.

거슨 박사는 믿기가 어렵다고 했다. 나는 어려운 일을 쉽게 해결해 냈다는 느낌을 떨쳐버릴 수가 없었다. 거슨 박사는 의학협회에다 조사의 결과를 나에게 알려주라고 편지를 냈다. 이 일이 이루어질 때까지 이미 수개월이 허비되었으므로 결과를 얻으려고 나는 열심이었다. 그런데 이제 곧 결과를 얻게 된 것이다.

그러나 그것은 나의 착오였다. 의학협회에서 보내온 편지의 내용은 다음과 같은 것이었다.

"본협회에서는 거슨 박사로부터 그의 치료법에 대하여 조사한 내용을 귀하에게 공개해달라는 편지를 받았습니다. 그 결과란 막스 거슨 박사가 2년 동안 본회의 회원 자격을 정지 당했다는 것입니다."

나는 기절할 듯했다. 그 문의 앞을 쾅 하고 막아버렸던 것이다. 그들이 조사를 한 결과가 막스 거슨 박사에게 2년 동안 회원의 자격 정지를 안겨주었다는 것이라니. 나는 서류들을 뒤져서 그들이 나에게 보내온 첫 편지를 찾아냈다. 그 편지의 말미에 이렇게 씌어져 있었다.

"거슨 박사는 본회의 회원입니다. 그러나 그가 개인적으로 홍보를 했기 때문에 현재는 2년 동안 자격 정지를 받은 상태에 있습니다."

이것은 혼란을 주는 일이다. 개인적으로 홍보를 한 것과 조사에 어떤 연관이 있었을까. 의학협회가 암치료재단에서 발행한 교육용 자료 때문에 곤욕을 치르고 있다는 말인가? 나는 이 같은 난처한 일들을 잘 알고 있다. 그리고 권위를 지키려고 하는 의학협회가 그러한 일로 괴롭힘을 당하고 있을 것이라는 것도 짐작할 수가 있었다.

나는 다시 편지를 썼다.

"귀하는 마음을 바꾸신 것 같습니다. 그래서 약속하신 대로 정보를 제공하지 않으시군요. 본인은 거슨 박사로부터 자신의 자격 정지상태를 본인에게 알려주어도 좋다는 허락을 받을 필요는 없었습니다. 나의 첫 편지에 대한 답신에서 귀하가 그 사실을 이미 알려주었으니까요. 그러나 당시에는 거슨 박사가 부당한 홍보를 했기 때문에 자격 정지를 받았다고 했습니다. 그러나 현재에 와서는 이제야 그 사실을 발견한 듯이 말하고 있습니다. 귀하들이 조사한 내용을 나에게는 알려줄 수가 없다고 하더라도 거슨 박사에게는 알려주실 수가 없을까요?"

이에 대한 의학협회의 회신을 이러했다.

"본 의학협회에서는 거슨 박사로부터 귀하의 편지에서 언급하신 대로 수 차례에 걸쳐서 이뤄진 조사의 결과를 귀하에게 보내달라는 요구를 받았습니다. 그 결과가 여기 있습니다."

그런데, 그들의 첫 조사는 12년 전에 이루어졌으며 마지막 조사가 1951년 후반부에 이루어졌었다. 자격 정지를 주기 전에 왜 그토록 오랫동안이나 지체했을까. 거슨 박사를 완벽히 공정하게 다루기 위해서였을까. 그러나 그에 대한 자격 정지는 1955년 3월에 취해졌으므로 그보다 1년 전에 행한 롱 존 라디오 프로의 출연과 시기에 있어서 거의 일치하고 있다. 그들이 나에게 보내온 편지에서도 쉽게 알 수 있듯이 조사는 장기간에 걸쳐서 간헐적으로 이루어져 1951년에 마무리 되었는데도, 그가 개인적으로 홍보를 했다고 하여 자격 정지를 내릴 수가 있었을까.

나는 한동안 한 방 얻어맞은 듯 당황스러웠다. 모든 조사 결과가 거슨 박사에게 불리한 것으로 나타났다고 가정해 보자. 협회에서는 심사숙고한 끝에 그 결과를 공표하여 박사에게 해를 주고 싶지 않았다고 가정해 보자. 그것은 충분히 일리가 있는 일이다. 그러나 왜 그들은 그 결과를 나에게는 알려주면서도 당사자에게는 통보하지 않는다는 말인가. 그렇게 되면 누가 해를 입는단 말인가. 그렇게 했다면 그 결과를 거슨 박사가 나에게 알려줄 것인가 말 것인가는 그의 분별에 맡길 것이 아닌가. 어느 의사든 자신의 치료법에 대하여 수 차례 조사를 받았다면 절대적으로 그 결과를 자신이 알 권리가 있는 것이다.

이번에는 조사 결과 거슨 박사의 치료법이 매우 유효하다는 것으로 판명되었다고 가정해 보자. 그에 대한 논리적인 질문이란 무엇일까. 그것은 왜 그 결과를 거슨 박사에게 뿐만 아니라 온 세상에 공표하지 않느냐는 것이 될 것이다.

이렇게도 가정해 보자. 그 조사의 결과 협회가 바라는 대로 그 치료법이 무해 무득이었다고 가정해 보자. 모든 암 환자들은 말기에 처해 있으므로 그들에게 아무 것도 도움이 되지 않는다. 그러나 거슨 박사는 그들에게 희망을 주었으며, 그것은 의미가 있는 것이 아닌가.

나의 마지막 가정을 재확인하기 위해 미국의학협회에 다시 편지를 냈다.

"거슨 박사에 대한 나의 편지에 대해 회신을 주셔서 고맙습니다. 귀 협회에서는 '저널' 지의 편집 난을 통하여 거슨 박사가 그의 치료법에 대해 상세한 내용을 밝히길 꺼려한다고 주장했습니다. 거기에서 거슨 박사는 의료전문가들에게 그의 치료법을 밝히길 거부했거나 실패했다고 지적했습니다.

내가 알기로는 거슨 박사는 이미 50편의 논문을 발표했으며 3권의 책도 저술했습니다. 그중의 한 권이 「암치료법(Cancer Therapy 암식사 요법)」입니다. 나도 그 책을 한 권 가지고 있는데, 문외한이 보기에도 거기에 거슨 박사의 치료법이 상세히 있습니다. 더욱이 암치료재단으로부터 확인한 바에 의하면 거슨 박사는 수년 동안이나 정당한 경로를 통하여 자신이 발견한 치료법을 의학계에 알리려고 했습니다. 그가 '저널'지에 보냈던 모든 원고는 거절당하여 되돌아왔던 게 분명합니다. 나는 또한 뉴욕주 의학협회의 의사위원회에서 각각 다섯 차례나 거슨 박사, 그의 환자들, 관련된 엑스레이 사진들을 조사한 것으로 알고 있습니다. 그러나 그들 조사에 대하여 한마디도 공표되지 않았습니다. 사건의 내막을 속속들이 다 알지는 못합니다만, 당시에 거슨 박사는 자신의 치료법을 책임자들이 평가할 수 있게 해달라고 사실상 간청한 것으로 보여집니다.

우리들은 단지 공공의 책임감에서 이 일을 하려는 것일 뿐입니다. 만일 거슨 박사의 치료법이 가치가 없는 것이라면 우리는 더 일을 진행시키지 않을 것입니다. 그리고 거슨 박사의 치료법이 결정적으로 가치가 있다는 것이 판명되지 않는 한 우리들은 그의 치료법을 기사화하지 않을 것입니다."

미국의학협회는 이제까지의 논쟁에 지쳐버린 듯했다. 그래서 다음의 편지를 보내왔다.

"우리들은 귀하가 거슨 박사에 대하여 기사화 하려는 것을 알고 있습니다. 그리고 그의 치료법이 절대적으로 가치가 있다는 것을 증명하지 않는 한 기사화하지 않겠다는 것도 알겠습니다. 귀하가 거슨 박사의 말을 믿기만 한다면 그의 치료법을 증명하기 위하여 수고하실 필요가 없습니다. 그러나 거슨 박사에 대하여 더 아시고 싶으시다면 미국암협회에다 조사를 해보십시오. 그쪽에서 귀하의 의문에 답을 줄 것입니다. 만일 거슨 박사가 의학계에 공헌할 가치가 있는 치료법을 가졌더라면, 벌써 오래 전부터 그것이 시행되어 왔을 것입니다. 감사합니다. 올리버 필드"

이 편지에는 거슨 박사에 대한 의학계의 진실한 감정이 실려 있다고 보아야 할 것이다. 아마 거슨 박사는 비교적 최근에 우리 사회에 발을 들이민 사람이었으며 진실하기는 하나 미국 사회의 규칙을 모르고 있었던 것 같다. 그리고 그의 라디오 출연과 조사에는 어떤 상관관계가 있었던 듯하다. 그 출연과 조사로 인해 그는 자격 정지를 받게 되었을 것이다. 왜냐하면 그가 공개됨으로써 조사를 하고 싶은 동기를 유발시켰을 터이니까.

의심할 것 없이 세상에는 훌륭한 사람들이 많이 있으며 그들은 신념에 차 있다. 나는 점점 거슨 박사도 그러한 사람이라고 믿게 되었다.

올리버 필드 씨. 미국의학협회의 옹호자.
「치료가 범죄가 될 때」라는 프로에 참가한 모습

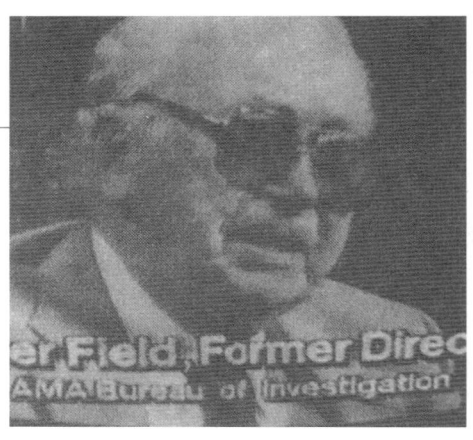

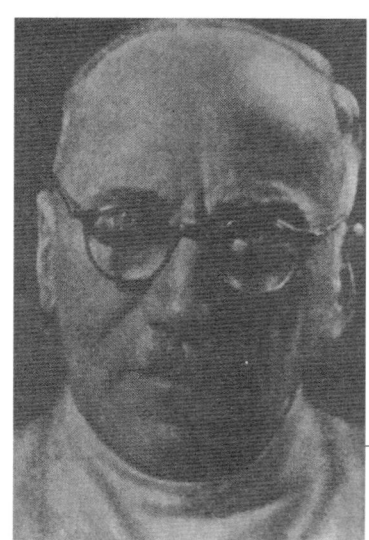

흉곽전문의로 유명한 페르디난트 자우에르브루흐 박사.
그는 바바리안 정부에서 후원하는 뮌헨 대학에서
거슨 식사법으로 결핵 환자들을 성공적으로 치료하였다.

5. 놀라운 발견

그런 후에 거슨 박사의 배경을 조사하기 시작했다. 좀 더 많은 근거가 필요했으며, 그러기 위해서는 방향 감각이 있어야 했다. 모순과 논쟁의 와중에서 내가 얻을 수 있는 모든 도움을 이용해야 했다.

뉴욕시 79번가에 있는 공립도서관에서 책을 한 권 발견했는데, 그것은 페르디난트 자우에르브루흐 박사가 쓴 「외과의 대가(Master Surgeon)」라는 책이었다. 자우에르브루흐 박사는 흉곽외과의 개척자로서 심장수술을 최초로 성공시켰는데, 그 책에 거슨 박사의 젊은 시절의 모습을 그리고 있었다.[1]

다시 초청을 받아서 뮌헨에서 다보스로 가는 기차를 타고 있었다. 나는 매우 지치고 피곤하여 잠을 자려고 했으나 그러지 못하고 있었다. 아마 커피를 너무 많이 마신 탓인 것 같았다. 그래서 등을 기댄

---

1) Thomas Y. Crowell사의 호의로 여기에 인용한다.

채 가지고 가던 의학지를 읽기 시작했다. 기차가 스위스에 들어섰을 때 한 사나이가 나와 같은 칸에 앉게 되었다. 그 친구는 지루해 하고 있는 듯했다. 그래서 그는 대화를 가질 기회를 엿보고 있는 것 같았다. 발을 흔들고, 다리를 꼬고, 옷자락을 만지작거리면서 잠자코 있지 못하고 나를 자극시키고 있었다.

"선생님도 다보스로 가십니까?"

"그렇습니다."

나는 마지못해 큰 소리로 대답했다. 잠시 후 그는 다시 입을 열었다.

"환자이십니까?"

"아니오."

그는 내가 보다가 옆 자리에 던져 둔 잡지의 제목을 보려는 듯 그 쪽으로 눈을 돌렸다.

"선생님은 다보스로 가시는 의사시군요?"

"아니오. 나는 의사가 아닙니다."

"의사가 아니시라니 다행입니다. 의사들이란 모조리 바보들입니다. 단 한 사람을 빼고는 말입니다."

그리하여 우리들은 밤새도록 얘기를 나누게 되었다. 나는 정말 피곤했었다. 눈이 아파서 책을 읽을 수도 없었던 것이다. 그 지경에서 그 별난 사나이에 대한 호기심을 떨쳐버릴 수가 없었다.

내가 그를 그윽이 쳐다보았더니 그는 이렇게 물었다.

"제 얼굴에 있는 것이 무엇이겠습니까?"

"화상이군요."

하고 내가 말했다.

"화상요?"

하면서 그는 목청을 높였다.

"이것들은 화상이 아니오. 피부결핵에서 온 반점들이오. 바로 이 의사가 고쳐주었습니다."

"뭐라고요?"

나는 큰 소리를 쳤다. 피부결핵이란 낭창을 말하는 것이며 그것은 매우 추한 병으로 치료가 되지 않는다. 나는 그 친구가 허풍을 떨고 있다고 믿었다.

"낭창을 고치는 방법은 없습니다."

"치료법이 없다고 하지요."

하고 그가 대답하였다.

"치료법이 하나 발견되었습니다. 그 방법으로 제가 나은 겁니다."

나는 양해를 받지도 않고서 그의 웃옷과 셔츠를 들어올렸다. 그 칸에는 우리들만 있었으며 다음 정거장까지는 아직 멀었으므로 그럴 수 있었던 것이다. 그의 가슴팍에서 완전히 치료된 커다란 낭창의 자국을 볼 수가 있었다. 나는 그에게 자세한 이야기를 들려달라고 하였다. 그의 억양으로 보아 그는 소련인 같았다.

그에 의하면 낭창의 발병은 고향에 있을 때 일어났다고 했다. 그는 많은 의사들을 찾아다녔다. 여유가 있어서 해외에서도 치료를 받을 수가 있었기 때문에 독일의 병원들을 찾아다녔건만 모두 헛수고였다. 자신이 점점 중세기 때나 볼 수 있었던 문둥병 환자처럼 느껴지게 되면서 그는 자살의 문턱에 들어서고 있었다. 그때 빌레펠트에 있는 거슨이라는 의사가 낭창을 고칠 수 있다고 주장한다는 이야기를 듣게 되었다. 그는 거슨 박사에게 가기로 했다. 가지 않을 이유가 없지 않앉겠는가. 그의 얼굴에 나타난 낭창이 너무나 흉하여 곧 세상을 하직하지 않을 수가 없게 되어 갔다. 사람들은 그를 피했으며, 그를 받아주는 호텔도 몇몇 뿐이었다.

거슨 박사는 그를 보자마자 소리쳤다.

"아, 낭창, 흉한 낭창이군요."

"저를 도와주실 수 있습니까?"

"물론 도와드릴 수 있지요."

하고 그가 말했다.

나는 그에게 거슨 박사가 어떻게 치료를 하더냐고 물어보았다.

"식사법으로요."

모든 의학 문헌에는 낭창을 식사법으로 치료한다는 자료가 없다.

"병이 나은 후에."

하고 그가 말을 이었다.

"낭창을 고치는 방법이 없다고 했던 유명한 병원들을 모두 방문했습니다. 그들은 모두 나를 비웃었습니다. 엉터리 의사들."

"자우에르브루흐 병원에도 가 보신 적이 있습니까?"

하고 내가 물었다.

"아마 별로 도움이 되지 않을 겁니다. 그 병원은 뮌헨에 있지요. 병원이 어디에 있든, 그 병원의 원장은 아무하고나 잘 싸운대요. 사람들에게 고함지르고 소리치고, 그는 제 말을 듣지 않을 겁니다."

나는 그에게 내가 자우에르브루흐 씨를 잘 알고 있으며 그가 잘 대해줄 것을 보장한다고 했다. 그러자 그는 왜 스위스로 가는지를 들려주었다. 그는 낭창 환자들을 무료로 치료해 주기 위하여 스위스에서 건물을 얻고자 했다. 그는 천벌에서 벗어난 데 대해 감사의 표시를 하고 싶었던 것이다. 그래서 그는 유명한 의사의 후원을 받고 싶어했다. 거슨 박사는 별로 알려져 있지 않았기 때문이다.

"자우에르브루흐 병원에 꼭 가보십시오. 그가 환영할 것을 보장할 수 있으니까요."

하고 그와 헤어지면서 나는 다짐을 주었다.

그로부터 약 2주일 후 그 소련인이 나의 사무실에 나타났었는데 점잖으면서도 매우 이지적으로 보이는 신사를 동반하고 있었다. 나는 그 신사가 거슨 박사려니 하고 짐작을 했다.

"아, 선생님이 바로 자우에르브루흐 씨였군요."

거슨 박사는 완전한 무염식으로 많은 환자들을 치료했다고 말했다. 그 소련인도 그중의 한 사람이라고 했다. 그의 치료법을 의심할 수는 없었다. 그러나 그의 주장은 얼마나 놀라운가. 그의 처방법과 치유에는 명백한 연관성은 없어 보였으나 즉시 그러한 시험을 한 번 해보기로 했다.

나는 조수 헤르만스도르퍼 박사에게 낭창치료소로 적합한 병동을 책임지게 하였다. 환자들에게 거슨 박사의 식이요법을 시행하게 했다.

낭창 환자들이 몰려들었다. 우리는 환자들이 달아나지 못하게 문과 창문에 안전하게 빗장을 질렀다.

거슨 박사가 돌아갈 때 나는 우리의 진행 상황을 알려주기로 약속했다. 결과는 참담했다. 수주일 동안 환자들을 그렇게 채워두었다. 음식에는 절대로 소금을 넣지 않았는데도 환자들은 좋아지지 않았다. 환자들은 우리가 가진 의학적인 상식대로 더 나빠져 갔다. 헤르만스도르퍼 박사와 나는 낭창을 고친 그 소련인과 우리가 잔뜩 신뢰했던 순박한 거슨 박사를 떠올리며 매우 당황해 했다.

우리는 실험을 중지할 수밖에 없다고 생각했다. 나는 애석해 하며 거슨 박사에게 실험에 실패했으며 낭창 환자를 다 내보내야 되겠다는 편지를 썼다. 나는 그 편지를 어느 날 아침에 썼는데, 그날 오후 한 수녀가 급한 환자를 데리고 왔다. 그 환자는 수술 후유증으로 출혈이 매우 심했다. 나는 복도를 따라 급히 걸어가서 층계들을 내려가 환자에게 응급 조치를 하였다. 생각에 잠긴 채 낭창 병동 가까이 있는 복도를 따라 되돌아오는데 우리 병원에서 가장 뚱뚱한 간호사가 소시지, 크림을 담은 그릇, 맥주병들이 잔뜩 담긴 거대한 상을 끌고 가는 것이 보였다. 그때는 오후 4시였는데, 병원에서 그러한 잔치를 벌일 때가 아니었다. 나는 놀라서 그 간호사에게 그렇게 많은 음식을 어디로 가져가느냐고 물어보았다. 그래서 모든 사실을 알게 되었다.

"선생님, 저는 도저히 참을 수가 없었어요."

하고 그 간호사가 설명을 했다.

"피부결핵을 앓는 그 불쌍한 환자들에게 주는 식사가, 그것은 아무도 못 먹는 거랍니다."

내가 밥상을 땅바닥에 내동댕이치자 그 간호사는 놀랐다. 그것은 내가 완전히 이성을 잃어버린 경우 중의 하나였다. 매일 오후 4시가 되어 곁에 아무도 없을 때 그 간호사는 맛있게 조리된 근사한 음식들을 환자들에게 가져다 주었던 것이다.

나는 거슨 박사에게 아침에 보낸 편지를 개봉하지 말라는 전보를 쳤다. 우리는 다시 시작하면서부터 낭창 병동을 감시하는 일에 특별한 주의를 주었다. 비교를 하자면 그 형무소는 휴일의 캠프와 같았다. 얼마 지나지 않아 거슨 박사가 옳다는 것이 나타나기 시작했다. 거의 모든 환자가 회복되어 갔다. 우리들이 지켜보는 가운데 그들의 아픔은 사라져갔다. 이 실험에서 450명의 환자 중 거슨 박사의 무염식으로 낫지 않은 사람은 4명뿐이었다.

거슨 박사가 낭창에 대한 처방을 개발하기 전에는 그 병은 고쳐지지 않았다.

그로부터 30년이 지난 오늘날에도 낭창은 불치병이라고 생각하고 있다. 적어도 미국에서는 그러하다. 나 역시 우리 신문에 매일 의사들이 쓰는 건강란을 믿고 있지 않은가. 의사들은 낭창 환자의 수가 늘어나고 있다고 하며 낭창에 약간의 효과가 있다는 약만도 여러 가지가 된다고 한다. 그러나 낭창을 고칠 수가 없다고 의사들도 한탄을 한다.

식이요법에 대하여 설명을 하자면 상당한 부분이 거슨 박사 자신의 경험에서 나왔을 것이다. 내과와 신경성 질병이 전문분야였던 젊은 거슨 박사는 유전적인 편두통을 앓고 있었다. 두통, 어지러움, 메스꺼움 등으로 고통을 받고 있던 거슨 박사는 독일 의학계의 최고 권위자들에게 도움을 요청했다. 그들의 답변은 한결같았다.

"아무 것도 할 수가 없다네."

젊은 과학도에게 그러한 말들은 싸움을 걸게 했다. 젊은 의사는 연구에 빠져들었다. 그는 자신도 모르게 영양 쪽으로 끌려 들어갔으며 여러 번 시행착오를 거친 후 자신의 고통을 완전히 고쳐주는 식사법을 개발해 냈던 것이다. 단호하면서도 정나미가 떨어지는 "아무 것도 할 수가 없다"는 말은 바꾸어서 표현하면, "아무 것도 하지 않았다"였다.

거슨 박사는 그의 새로운 치료법을 편두통 환자들에게 적용시켰더니 그 결과는 놀랍게 나타났다. 그보다 더 놀라운 일이 일어난 것은 다음의 일이 일어난 이후였다. 편두통으로 결근이 잦아서 실직을 할 지경에 이르게 된 사람이 젊은 의사를 찾아와서 고쳐달라고 했다. 거슨 박사는 그의 병이 눈두덩, 뺨, 코 등을 먹어 들어가는 바로 낭창이라는 것을 알 수 있었다. 그 병에는 치료법이 없었다. 차라리 아무런 치료법도 행해 보지 않았다고 해야 할 것이다. 어쨌든 현재로서는 그의 편두통이 더 중요했다. 거슨 박사는 식이요법을 처방 내려서 그를 집으로 보냈다. 오래지 않아 그 환자가 찾아왔다.

"편두통이 어떻습니까?"

하고 의사가 물었다.

"없어졌어요. 모든 것이 나았어요."

하고 행복에 들떠서 그가 소리쳤다.

" 그 후로 하루도 직장을 쉬어본 일이 없습니다."

그는 흥분을 멈출 수가 없었다.

"의사선생님, 저에게 변한 게 없습니까? 저의 얼굴에 말입니다."

거슨 박사가 그에게 가까이 다가갔다. 이럴 수가! 이 사람이 그 사람이었을까?

"그래요. 사실입니다."

하고 환자가 말했다.

"저의 낭창이, 무섭고도 흉측한 낭창이 사라졌습니다. 기적입니다."

의사와 환자 중 누가 더 들떴을까, 구별하기가 어려웠다. 오래되고 흉한 낭창의 저주도 편두통 식이법으로 낫는다?

오래지 않아 낭창 환자들이 거슨 박사 병원으로 몰려들었다. 자기들이 들은 것들을 이야기하느라 떠들어대면서. 감탄과 감탄, 축복들이 계속 이어져 갔다.

'아무 것도 할 수가 없다'라는 정규의학의 구호만을 흉내내던 많은 의사들이 거슨 박사의 성공에 격노했다. 그들은 자기의 전공 분야가 아닌 피부병을 거슨 박사가 치료한다고 고발했다.

"나는 낭창을 고쳐주었다고 해서 벌을 받게 된 것을 자랑스럽게 생각합니다."

라고 거슨 박사는 사람들에게 말하였다.

그는 1925년까지 계속해서 낭창을 치료한 후 그때까지의 결과를 발표했다. 온 유럽의 신문과 잡지들이 그의 업적에 환호를 보냈으며 많은 나라에서 그에게 제안을 보냈다.

의료 단체들은 비참하게도 의료의 경계를 알지 못하게 되어버렸다. 그래서,

"그것은 과학이 아니야."

라고들 부르짖기 시작했다.

"나의 대답은 간단하다."

라는 것이 거슨 박사의 대답이었다.

"사람들을 고치고, 불치병들을 고치는 것이 과학이 아니라면, 나는 과학적이 아니다."

왜들 떠들어댔을까? 치료법에 기대는 것이 치료법을 찾아내는 것보다 더 이익이 많아서 그랬을까. 그러나 그 떠드는 소리들은 민중의 소리에 의하여 사라져갔다. 거대한 소리가 승리를 거두었던 것이다. 민중은 수세기 동안 사기 당하고, 죽음을 당하고, 독에 취하고 속임을 당해도 항의를 하지 않았다. 대중 속에서 항의를 하는 한 목소리가 일어나 여기저기에 번져서 마침내는 전 대륙을 휩쓸 때까지는 그러

했다.

  그러나 지금에도 의사들은 낭창의 치료법은 없다고 한다. 그리고 사람들은 자신이 그 병에 걸리지 않는 한 깊이 생각하지 않는다. 적어도 사랑하는 사람이 낭창으로 고생을 하지 않는 한 거기에 대하여 깊이 생각하지 않는다.

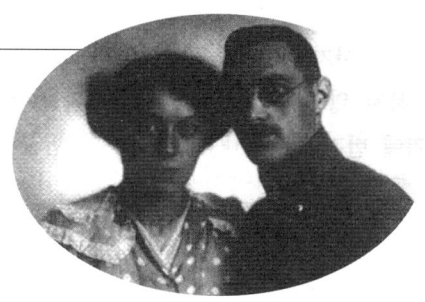

군의관 시절의 막스 거슨. 신부 마가렛과.
1916년 11월 20일

6. 기적과 같은 이야기

　무엇보다도 중요한 의문은 거슨 박사의 암치료법이 유효하냐 하는 것이었다. 따라서 그의 치료법으로 병을 고친 환자들을 반드시 찾아내어야 나의 조사가 신빙성을 얻을 수 있을 것이다. 그것은 쉬운 일이 아니었다. 직업적인 윤리상 거슨 박사는 환자들의 이름을 말할 수가 없었기 때문이다.

　그때 내가 살고 있던 뉴저지의 메이우드 마을에서 발행하는「우리마을(Our Town)」이라는 신문에서 우연히 거슨 박사의 치료법에 대한 기사를 읽게 되었다. '베니와 조, 플레전트 거리에서 일어난 기적'이라는 제목의 기사에는 암으로 사형 선고를 받은 사람에 대한 아름답고도 감격적인 이야기가 실려 있었다. 그는 고통과 죽음을 안겨줄 뿐인 정규의학에 절망하여 등을 돌리게 되었던 것이다.

플레전트 거리에서 일어난 기적[1]

베니와 조에 얽힌 이야기는 플레전트 거리에서 일어난 기적이라고 불려질 만도 했다. 이 놀라운 인간적인 이야기는 지역 사회에서 지도적 역할을 하는 두 상인에 관한 것인데, 이미 수년 전의 일이었다. 이 이야기에 갑자기 초점이 몰리는 것은 「암치료법」이라는 책이 이번 달에 발간되기 때문이다. 이 책은 곧 우리 마을 메이우드 도서관에 비치될 것이다.

이 책은 막스 거슨 박사가 지은 것으로 거기에는 대단히 유효한 암 치료법이 소개되어 있으며 50명의 암 환자를 다룬 이야기가 상세히 묘사되어 있다. 이 책의 368쪽(번역본 455쪽)에서 시작되는 42번째의 이야기는 메이우드 자전거포를 운영하고 있는 파네비앙코 씨[2]에 관한 것이다. 여러 장의 엑스레이 사진을 소개함으로써 충분히 설명하고 있어서 잘 모르는 독자들에게도 암에 대한 놀라운 치료법과 뛰어난 회복 과정을 알게 한다.

그 이야기는 길고도 풍부하며 세밀한 부분이 많이 담겨져 있는데, 그 모두가 많은 의미를 안고 있다. 무엇보다도 인간적인 요소가 두 이발사, 베니와 조라는 이름의 주위에 맴돌고 있음을 알게 된다. 이 이야기는 전문가마저 손을 놓게 한 절망에 관한 것이며, 암이 매일 무섭게 파고드는 데에 관한 것이다. 그리고 기적이 현실로 나타나는 것을 보여주는 극적인 이야기로서 그 사실이 일어난 지 수년이나 지난 오늘날에도 믿기가 어려운 일이다.

---

1) 「우리 마을」의 Ien S. Rubin 씨의 호의로 여기에 수록한다.
2) 거슨의 『암치료법』에는 환자 이름의 이니셜만 나와 있음.

이야기는 이발소 주인인 베니가 암의 천벌을 받아 서서히 죽어가는 그의 동료 조에게 어떤 의사한테 가보자고 계속 주장하는 데서부터 시작한다. 베니는 그 의사에 대해 이야기는 많이 들었으나 만나본 적은 없었다.
　베니 콤프의 신념에 따라 거슨 박사에게 찾아가게 된 것은 그로부터 일년이 지나고 나서였다. 그때 파네비앙코는 거의 죽어가고 있었으며 살 수 있는 날이 얼마 남지 않았었다. 오늘도 조는 병에 걸리기 전에 부업으로 시작했던 자전거포를 운영하고 있는데, 그 점포는 베니가 운영하고 있는 이발소에서 겨우 몇 집 건너에 있었다.
　드디어 조 파네비앙코네 가족들은 마지막으로 결사적인 모험을 시도하기로 했다. 잘 알지도 못하는 그 의사를 방문하기로 한 것이다. 그러나 마침내 그 의사의 암치료법으로 수일 내에 놀라운 효과가 나타났으며, 일년 후에는 조에게 기적이 일어났다.
　조 파네비앙코 이야기는 1953년 가을로 거슬러 올라가야 하는데, 그때 그는 베니가 운영하는 이발소의 지배인으로 일하고 있었으며 그의 가족들은 몇 집 건너에서 조그마한 자전거포를 운영하고 있었다. 그는 목소리가 나오지 않고 계속되는 기침으로 고생하고 있었으나 크게 관심을 두지 않았다. 후두염이라고 생각했다. 계속하여 목소리가 나오지 않자 그는 의사들을 찾게 되었는데 왼쪽 폐에 종양이 생긴 것을 알게 되었다.
　조는 이발소도 그만두고 로터리 모임에서도 탈퇴를 했다. 그리고 긴 투병 생활이 시작되었다. 종양을 수술할 수가 없어서 여러 차례 엑스레이 심부치료를 받았는데 크게 호전되었다. 정밀한 열치료법으로 목소리도 되찾았다.

그러나 그 기쁨은 매우 짧았다. 1954년 11월경이 되자 한쪽 다리가 아프기 시작하더니 감각을 잃게 되었다. 다음해 1월에, 그러니까 처음 병을 느끼기 시작한 지 겨우 16개월만에 희망이 없는 듯했다.

종양이 폐 전체에 퍼져 숨쉬기가 매우 힘들었으며, 밤에 잠을 잘 수가 없는 데다 아파서 목을 돌릴 수도 없고, 걸음걸이도 어렵게 되었다.

투병기간 동안 그의 아내는 최선을 다했다. 그들은 뉴욕시에 있는 전문가를 찾아갔다. 부인은 의사에게 남편이 플로리다로 여행을 가도 괜찮겠느냐고 물었다.

그는 플로리다 여행을 꼭 하고 싶어했던 것이다. 그 의사는

"곧 떠날 양반이니까, 하자는 대로 아무 데나 다녀오십시오."

라고 했다. 이 의사는 그로부터 2년 뒤에 조의 가족이 환자의 엑스레이 사진을 돌려 받으려고 찾아갔을 때에 놀라워하며 이렇게 물었다. "아니, 그 사람이 아직도 살아있단 말이오?" 그리고 그는 조를 병원으로 오게 하여 병력, 음성(陰性)반응검사, 치료법 등에 대하여 조심스러운 조사를 했다.

플로리다 여행은 짧게 끝내야 했다. 의사가 경고한 대로였다. 조는 여행 중 내내 너무나 고통스러워했으며, 점점 더 나빠져 갔다. 그는 가족들과 자동차로 여행을 했었는데, 현지에 도착하자마자 되돌아와야 했다. 그들은 17시간 동안 쉬지 않고 차를 몰아 피터슨에 있는 집으로 겨우 조를 살려서 돌아올 수 있었다.

그들은 1955년 2월 19일에 집에 도착했다. 일요일에 전 주인인 베니가 찾아왔다. 그는 조에게 거슨 박사에게 가보라고 끊임없이 탄원조로 권했는데, 또 그 이야기를 하기 위하여 찾아왔던 것이다. 일년 전

에 베니는 가게의 문을 닫아 놓고 조를 그 의사에게 데리고 가려고 찾아왔었다. 그는 암치료에 뛰어난 그 의사를 찾아가야 한다는 것을 끝내 조의 가족들에게 설득시키지 못했던 것이다. 베니는 어느 고객으로부터 들은 이야기를 계속 되풀이하였다. 그는 조가 뉴욕시에 사무실을, 그리고 환자를 위한 병동을 나누에트에 두고 있는 비엔나 출신의 그 의사를 꼭 찾아가야 한다는 확신에 차 있었다.

그때, 즉 1954년에는 조가 거기에 가기를 망설였었다. 그런데 이번에는 거절하지 않았다. 모든 의사들이 이미 포기하지 않았던가. 일요일에 그들은 자동차를 몰고 나누에트로 갔다.

친절한 노인 의사가 조를 진찰한 뒤에 치료법을 알려주면서 한동안 입원을 해야 한다는 등의 설명을 했다. 그러자 조가 그 다리로 병원에서 걸어다닐 수 있을까 걱정을 했다.

"그에 대한 조치를 하지요."

하면서 거슨 박사는 조의 손을 잡았다.

"더 생각할 것 없어요. 여기에 머무시오."

하고 거슨 박사가 말했다.

그래서 그는 거기에 머물게 되었다. 거슨 박사는 환자의 폐에 커다란 종양이 있다고 가족들에게 설명했다. 그것이 야구공보다도 더 큰데, 그것 때문에 환자는 겨우 1주일 정도밖에 살 수 없다고 했다. 암은 다른 데에도 퍼져 있었다. 다리의 근육이 파괴되어 다리가 엄청나게 허약했다.

거슨 치료법은 식이에 있으며 매우 단순했다. 그는 간장이 인체의 중심 역할을 하고 있는데 그 신진대사가 나빠져 있다고 강조했다. 암으로 죽은 자기 아들의 이야기를 써서 깊은 감동을 준 「죽음은 자랑스럽지 않다」라는 책에서 존 군더 씨도 같은 말을 하고 있다.
 "거슨의 식이법에는 소금과 지방을 제외시킨다. 장기간 단백질도 제외시키거나 극소화시킨다. 이 요법은 정말 단순하다. 자연에게 기회를 주어라. 그러면 자연이 스스로 치유를 한다. 설암(舌癌)에 걸렸다고 해서 혀를 잘라내어 암을 정복하겠다고 하면 세상에서 그보다 더 어리석은 짓은 없을 것이다. 의사가 환자를 제때에 만난다면, 그가 힘써서 해야 할 일은 환자의 신진대사를 바꾸어 주어 암이 스스로 사라지게 해야 한다. 그 이론은 인체의 화학 작용이 병을 몰아내는 쪽으로 바뀌어진다는 데에 근거를 두고 있다."
 거슨 박사는 파네비앙코 가족에게 어떤 약속도 하지 않았으며 야비한 요구도 하지 않았다. 일주일이 지나야 그의 치료가 환자에게 어떻게 반응하는지를 알 수 있게 된다고 했다. 처음 며칠동안에는 거슨의 치료법을 견디기가 어려웠다.[3] 하루에 다섯 차례의 관장을 매일 되풀이했는데, 그것은 인체의 기관에서 노폐물을 배설시켜서 깨끗이 하기 위해서였다. 관장을 되풀이하게 되자 녹초가 되어버릴 지경이었다. 그러나 자연식을 넣어 인체의 조직을 재생시키기 위한 길을 열기 위하여 관장을 시키는 것이었다.
 첫 일주일 동안에는 매우 고통스러웠다. 닷새가 지나자 기침과 가슴의 통증은 줄어들었으나 다른 고통은 더 커졌다. 거슨 박사는 그보다 더 한 고통이 한 열흘 동안 계속될 것이라고 했다.
 한 열흘이 지나고 고통이 줄어들자,
 "조를 살릴 수가 있어요."

---

[3] "밤낮으로 고통 때문에 울어서 옆 병실의 환자들이 잠을 잘 수가 없을 정도였다."
막스 거슨의 『암치료법(암식사요법)』에서.

하고 거슨 박사가 그의 가족들에게 말을 했다.

그는 옳았다.

이 놀라운 사람은 수년 전에 우리 나라에 이민 왔는데 유럽에서는 피부결핵을 고치는 데 크게 공헌한 것으로 유명하다. 그는 모든 질병은 자연이 고쳐낸다고 한다. 그는 미리 예언하지 않으면서 파네비앙코에게 최선을 다했는데, 최종 결과는 조가 거의 회복되었다는 것이다. 최근에는 조가 지팡이를 버리고 왼쪽 다리로 이동하는데 처음에는 매우 약했으며 지금도 온전하지는 않다. 그는 이발사 일을 그만두고 다리를 많이 쓰지 않아도 되는 자전거포를 운영하고 있다. 폐종양은 사라졌다. 그에 따라 그의 공포심도 없어졌다.

거슨 요법은 인체를 청소한 뒤에 꾸준히 자연식만을 취하고 다른 음식은 먹지 않는 것이다. 포타슘(칼륨)이 많고 소디움(나트륨)이 없는 음식을 취해야 한다. 통조림, 얼린 음식, 병에 든 음식, 조리한 음식, 훈제한 음식들은 먹지 않아야 한다. 육류, 달걀, 생선도 금식이다. 크림, 버터, 그리고 지방질도 제외시켜야 한다.

조는 주로 생야채와 녹즙을 먹고 살아가는데 그 모든 것이 신선한 것으로 마련되어야 하며 하루에 여러 차례씩 먹는다.

전에는 아침으로 오트밀, 자두, 오렌지즙을 들었으며 점심으로는 야채 샐러드, 구운 감자, 신선한 야채즙 한 컵, 신선한 과일을 들었다. 저녁도 점심과 같은 것이었다.

그리고 하루에 9컵의 녹즙을 마셔야 했다. 그 녹즙은 당근과 사과를 갈아서 만든 것과 상추, 붉은 배추, 파슬리, 양미나리, 양갓냉이, 근대와 사과로 만든 푸른 녹즙 또는 당근 단독즙이다.

파네비앙코 부인은 오랫동안 헌신적으로 간호사 역할을 했으며 남편을 위한 이들 특식을 손수 마련해 왔는데 낮에는 가게에서, 그리고 저녁에는 집에서 했다. 조가 나아져 가면서 식사의 내용이 바뀌어졌다. 녹즙을 매일 한시간마다 마시던 것을 4시간마다 마시고 최근에는 가끔 소고기와 닭고기도 먹게 되었다.

거슨의 식이법은 그가 책에서 밝히고 있는 바와 같이 다음의 것들을 배제시키는 것이다. 소금, 담배, 자극성이 강한 조미료, 홍차, 커피, 코코아, 초콜릿, 술, 정제한 설탕, 흰 밀가루, 캔디, 아이스크림, 과자, 견과류, 버섯, 간장, 간장이 든 음식, 피클, 오이, 파인애플, 그리고 모든 딸기류.

이 글을 쓰는 필자는 나누에트에 있는 거슨 박사의 집을 방문하고 거기에서 본 광경에 깊은 감동을 받았다. 거기에는 많은 환자들이 있었는데, 아마 12명은 되는 것 같았다. 그들 모두가 나아가고 있어서 희망에 찬 매력적인 이야기 거리를 다 갖고 있었다.

캘리포니아에서 온 신사 한 분은 골수암으로 죽어가고 있었는데 1개월의 치료로 새사람이 되어 곧 귀향할 준비를 하고 있었다. 버지니아에서 온 젊은 부인은 세 아이의 어머니인데 열 번째 종양 수술을 거부하고 거슨 박사를 찾아왔다. 일주일이 채 지나지 않아 그 큰 종양이 사라져 희망을 갖게 되었다. 이 여인과 이야기를 나누면서 우리들은 그에게 일어난 일에 의심할 필요가 없다는 것을 알게 되었다.

그 집은 이상한 곳이었다. 거의 죽음에 직면한 사람들이 모였는데도 모두 다 얼굴에는 희망에 차 있었다.(불행하게도 거슨 박사의 환자들은 대개가 말기 증상에 걸려 있었다) 거기는 심각한 곳이면서도 어떤 행복의 긍정적인 빛이 스며들고 있는 곳이었다.

가장 슬픈 사실은 거슨 박사가 나이가 많다는 것과 그를 이을 자가 있을까 하는 점이다. 그의 치료법은 일반적인 의료계에서는 받아들여지고 있지 않다. 그의 치료법에 대한 증명이 여러 차례 이루어졌지만, 인정을 받지 못하고 있는데 반드시 알려져야 될 것이고 미래에는 그렇게 되리라 믿는다.

현대인에게는 인체내의 화학적 성질이 크게 나쁜 쪽으로 바뀌어가고 있다고 거슨 박사는 확신하고 있다. 음식과 음식을 마련하는 방법이 좋지 않으며, 토양이 문명화에 따라 나빠지고 있다는 것이다. 그가 택한 식이요법으로 인체 조직의 균형을 회복시킨다. 그렇게만 되면, 병든 세포가 회복되면서 암은 사라지게 된다는 것이다.

거슨 박사 자신은 기적을 일으키는 사람이라고 믿지 않는다. 그는 성공을 거두면 즐거워하고 실패하면 상심에 잠긴다. 그는 오랫동안 의료계에 종사했던 한 사람의 의사로서 자신의 철학을 세우고 그것을 의료에 끌어들였으며, 마침내 그 치료법을 세상에 알리는 일에 남은 생애를 바치고 있는 것이다.

그의 이론은 망가져 가는 인체에 생명을 회복시켜 주었다. 조 파네비앙코에게도 삶을 되돌려 준 것이다. 많은 사람들에게 거슨 박사는 희망을 주는 횃불이다.

위의 기사를 읽은 후에 나는 파네비앙코 씨를 찾아 나섰다. 나 자신이 그로부터 직접 이야기를 듣고 싶어서였다. 사실대로 말한다면, 그의 이야기가 기사의 내용과는 좀 다르기를 반쯤은 기대했으며, 또한 거슨 박사가 암을 치료한다는 데에 대하여 정상적으로 가질 수 있는 의심을 확인해 주는 그 어떤 것을 알게 되기를 바랬다. 이것은 흑이고 저것은 백이라는 것을 믿는다는 것은 편한 일이며 기성 조직에 대한 신념을 가지면 안전함을 느끼게 되는 것은 쉬운 일이다. 한 사람이 그르고 온 세상이 옳다면 두려울 것이 없다. 그를 무시하고 웃음거리로 만들어 여러 방면에서 활동을 하지 못하게 내팽개치면 된다. 그러면 우리들은 승자 쪽에 처하게 되어 만족하게 된다.

그러나 한 사람만이 옳고 모든 사람들이 그를 때에는 그 불편함을 어떻게 부정할 수가 있겠는가. 그때에도 안전을 느낄 수가 있겠는가? 그때에도 우리가 승자 쪽에 있다고 할 수가 있겠는가? 파네비앙코 부인과 이야기를 나눈 후에 나는 그렇다고 장담할 수가 없게 되었다.

아래의 말은 1958년 12월 12일에 그가 나에게 한 말이다.

"그 기사의 모든 내용이 사실과 똑같습니다. 한 쪽도 틀리지 않습니다."

"요즈음 남편은 어떠십니까?"

"아주 좋습니다. 단 한 가지, 그의 다리가 시원치 않아서 바깥에 나가 벌이를 하지 못하는 것입니다. 제대로 된 벌이 말입니다. 그의 다리는 고장이 났는데, 박사님께서 말씀하시기를 우리가 처음 찾아갔을 때에 이미 근육이 상해 있다고 하셨어요. 물론 약간은 나아지겠지만 다리의 힘이 어느 정도 회복될는지는 모르겠다고 말씀하셨어요. 그의 걸음걸이는 좀 나아졌고 근육도 좀 강해졌어요. 그리고 그 외의 건강은 참 좋습니다. 사실은 우리가 병원에 마지막으로 갔던 5월 이후의 병세를 알기 위하여 지난 수요일에 병원에 갔었어요. 새로 찍은 엑스레이 사진은 놀라운 것이었어요. 새 조직들이 살아났어요. 종양은 없어졌어요."

"처음의 의사는 뭐라고 했었나요?"

"그때가 1954년 1월이었는데 남편은 6개월 정도밖에 살지 못할 것이라고 했어요. 의사는 말하길, '더 심도 깊은 치료를 한다면, 글쎄요, 자꾸 돈을 더 쓰라고 말하기는 어렵습니다만, 사실 그러한 치료를 하더라도 큰 효과가 있는 것은 아니니까요. 글쎄, 한 1년은 더 살 수 있겠지요.' 라고 했어요. 확신이 가지 않아서 거기에서 치료를 받지 않고 뉴욕시에 있는 다른 의사를 찾아갔어요. 그때가 1954년 2월이었는데, 그 의사는 '의사들의 병원'에서 근무하고 있었어요. 기관지가 나쁘다고 했어요. 그곳에서도 같은 말을 했어요. 종양 수술은 할 수가 없다는 것이었지요. 그런데 치료를 받으면 효과가 있을 것이라고 했어요. 그래서 치료를 받았지요. 그래서 목소리를 찾게 되었어요. 그러나 겨우 2~3개월 정도뿐이었어요. 그해 가을부터 그이의 다리가 아프기 시작했어요. 그래서 맨 처음에 치료를 받았던 의사를 찾아갔어요. 그 의사는 6개월밖에 더 살지 못한다고 했어요. 그리고 더 치료할 방법이 없다고 했어요. '이제 곧 휴가철이 다가오지 않습니까? 휴가철을 지내고 다시 오세요.' 라고 그 의사가 말했습니다. 휴가를 지내고 다시 그 병원으로 갔었지요. 척주에도 종양이 퍼졌나 알아보려고 검사를 했어요. 왜냐하면 다리가 아파지기 시작했으니까요. 그리고 이렇게 말했지요. '척주에는 종양이 퍼지지 않았습니다. 어쨌든 점점 더 나빠질 겁니다. 어떻게 해볼 도리가 없습니다. 댁으로 돌아가셔서 때를 기다리는 수밖에 다른 도리가 없습니다.' 그래서 제가 이렇게 물어보았지요.

'더 치료를 할 수가 없습니까?' 라고요. 아시겠지만 감정이 격해지면 무엇이든 하려 들잖아요. 그 의사가 말했습니다. '치료할 수가 없습니다. 머지않아 그의 오른쪽에서부터 마비가 일어날 것이고, 그렇게 되면 걷지도 못할 것입니다.' 라고요. 앞일을 생각하니 기가 막히더군요. 그래서 병원에 다녀온 지 3~4주일 후에 플로리다로 가게 되었지요. 그런데 가자마자 바로 집으로 돌아오게 되었어요. 왜냐하면 그이가 갑자기 더 나빠졌으니까요. 목을 돌릴 수도 없게 되었어요. 통증이 격심해지고, 숨조차 쉬기 어려워졌어요. 집에 도착했을 때에 그 친구분이 또 찾아와서는 이렇게 말했습니다. '이 친구야, 제발 내 말을 듣게나. 그 의사를 찾아가야 돼. 그 의사가 하자는 것을 하기가 싫으면 따르지 않으면 되잖아. 어쨌든 기회나 한번 가져보세.' 그분은 일년 전에 남편을 그 의사에게 데리고 가려고 했었지요. 우리들은 그 의사를 찾아가는 것이 웃음거리가 된다고 믿었어요. 그 의사인들 무엇을 하겠어요? 그렇지만 가게 되었어요. 그리고 그 결과는 아까 말씀드린 대로예요. 그것은 정말 놀라운 일이에요. 저는 그 의사에게 이렇게까지 말했어요. '선생님, 이게 무슨 짓이에요? 저희 남편은 배설시킬 만한 것도 없어요. 우리들은 이미 이 병원 저 병원으로 뛰어다녔어요. 남편을 구하려고 말이에요.' 그 의사는 이렇게 말했습니다.

'당신을 나무라지는 않겠소. 그러나 이 관장으로 효과를 보게 되면, 그때엔 부인이 계속 관장을 시켜주어야 합니다' 라고요. 그분은 정말이지, 대단한 분이에요."

"그건 정말 성공적인 이야기군요."

"오, 그래요. 우리들에게는 성공적인 이야기예요. 우리 남편이 그 병원에 있는 동안 다른 사람들이 낫는 것도 보았어요. 여러 사람들과 이야기를 나누었는데, 그들도 다 좋아지고 있대요. 11살 짜리 여자애가 암에 걸려 왔었어요. 그 아이의 이야기도 그 책에 쓰여져 있어요. 미네소타에서 온 K.N.이라는 이름이에요. 그 아이는 이제 학교에도 다니고, 잘 놀며 자전거도 타구요. 이것 저것 모든 것을 다 잘하고 있대요. 물론 식사는 병원에서 배운 대로 계속하구요. 그 아이는 정말로 대단히 좋아지고 있대요."

　독자들이여, 내가 들었던 그대로 이 이야기들을 읽으시라고 부탁드린다. 그리하여 나의 마음속에 자리잡았던 커다란 의문의 희미한 빛을 느껴보라고 권하고 싶다.
　그러면 내가 느꼈던 것과 같이 그 어떤 불안을 느끼게 될지 모른다.

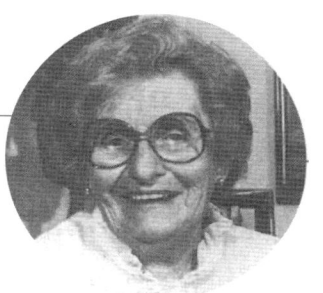

도라 서켄 여사. 1981년의 모습

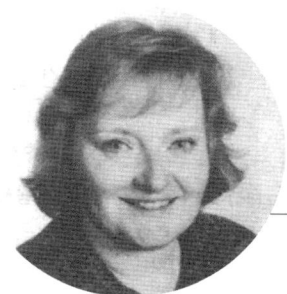

개일 알렌 보그 여사. 1991년 9월의 모습

7. 말기 암환자들의 모습

오버랜더 부인의 도움으로 거슨 박사로부터 치료를 받은 그 작은 소녀의 어머니를 만나보게 되었다. 오버랜더 부인이 그 여인에게 편지를 보내어 나의 방문에 대한 허락을 받아내었던 것이다.

그 어머니는 내가 쓸 책에서 자신의 이름을 인용해도 좋다고 했다.

"단 한가지, 바람직하지 않은 일은"

하고 부인이 말을 이었다.

"호사가들에게 시간을 내주고 싶지 않은 거예요. 사실 개일[1]은 바빠요. 그러나 거슨 박사님을 위해서라면, 그리고 진심으로 관심을 가지신 분들을 위해서는 시간을 내어야지요. 개일의 치료가 완전히 끝나고 나면, 그때엔 물론 다른 사람들에게 알려주기 위한 시간을 내어야겠지요."

---

1) 당시엔 소녀였던 개일 앨런 보그(Gail Allen Bogue) 씨는 이 책을 재출판할 당시인 1990년에도 건강하게 지내고 있었다. 화보참조

나는 그 부인의 이름을 인용하는 것이 책을 쓰는 목적에 그다지 도움을 주지 않을 것이라고 판단하였다. 그렇게 되면 그 딸의 스케줄에 많은 방해를 줄지도 모른다고 생각되었던 것이다.

그런데 그 부인은 공개하고 싶어했다. 그리고 이렇게 말을 하였다.

"나는 거슨 박사님의 치료가 딸에게 커다란 효과를 주었다고 믿어요. 사실 박사님을 만나지 못했더라면 우리 딸은 지금 살아있지 못했을 거예요. 나는 정말 그랬을 것이라고 믿어요. 그렇다고 해서 제가 광신적이진 않아요. 그러나 진실로 선생님께서 모든 이야기를 들으시고 거슨 박사님을 만나기 전의 주치의들을 만날 수가 있다면, 그리고 딸애의 엑스레이 사진을 보시고 병력을 들으시면, 사실은 어느 분이든 좀 그렇게 해주셨으면 합니다만은, 저의 이야기가 사실이라는 것을 아시게 될 거예요. 그렇지만 아마 의사들로부터 거절당하실 거예요. 그건 정말이에요. 거슨 박사님의 치료술을 이야기하면 아마 그 의사들은 이렇게 말할 거예요. '오호, 그 사람이 그렇게 말을 했다구요? 그러나 그건 사실이 아니랍니다.' 우리 이웃들도 이렇게 말할 거예요. '그 애가 그렇게 심하게 앓았었나요? 그게 사실이라면, 이렇게 회복될 수가 있을까요?' 라고요. 사람들은 암에 대한 정통적인 치료법외에 다른 것은 믿지를 않아요. 지금 거슨 박사가 치료를 맡고 있는 환자들은 그 의사들, 그러니까 이전에 자신을 치료했던 의사들을 버리고 거슨 박사님께 갔으니까요. 그 의사들은 거슨 박사님의 치료법을 부정할 거예요. 그리고 기록들을 파기해 버릴 거예요. 제가 이렇게 말하면 선생님은 저를 미쳤다고 생각하실지 모르지만, 제가 겪었던 경험에 비추어보면 그게 절대로 사실이에요."

"어느 의사는, 그의 환자를 거슨 박사에게 빼앗겼는데, 저에게 이렇게 말하더군요. 자기가 처리한 엑스레이 요법으로 나았지, 거슨 박사의 요법으로 고친 것이 아니라구요."[2]

"그래요. 모든 일이 그런 식이에요. 그게 정말이지 사실이에요. 정통적인 사람들은 모두 그렇게 믿고 있어요. 그들은 거슨 박사가 치료를 해내지 못한다고 믿고 있어요. 그들은 박사님이 광신적이며 미쳤다고 생각해요. 그들은 거슨 박사님이 과대망상적인 편집병에 걸려 있다고 믿고 있어요."

"따님을 진단했던 의사는 뭐라고 말하던가요?"

"처음엔 그게 가벼운 종양일 뿐이라고 떠벌리더군요. 그러면서 그게 나타날 수도 있고, 나타나지 않을 수도 있다고 했어요."

"그게 어느 쪽에 나타났습니까?"

"다리예요. 왼쪽 다리의 아래쪽 종아리뼈에 나타났어요. 다리를 절기 시작하더니 몹시 아프다면서 투덜대기 시작했어요. 의사가 하자는 대로 엑스레이 사진을 찍었지요. 그 사진을 보여주었는데 안쪽이 약간 더 큰 물방울 모양을 하고 있었지요. 의사는 막 자라난 종양일 뿐이라면서 수술을 하자고 했어요. 조직 검사를 했어요. 결과적으로 그 의사는 조직 검사에 대한 기록을 거슨 박사에게 보냈어요. 그 기록을 보내지 않으려고 3개월이나 허비했지요. 그리고 끝내는 거슨 박사님에게 보내주겠다고 약속을 했어요.

그건 그렇고, 1956년 6월에 제거 수술을 했어요. 10주일이 지난 후 그러니까 9월에 깁스를 떼어내고 엑스레이 사진을 찍었더니 작은 뼈

---

2) 미시간대학의 의대 교수였던 듀이(W. A. Dewey) 박사는 1955년 11~12월호의 「엑스클루시브」(Exclusive)지에서 이렇게 쓰고 있다. "45년 동안 경험에 의하면 엑스레이 치료로 상피에 난 일부 종양들은 없어지나, 암은 그대로 남는다."

는 봉합이 되었는데 새로운 종양이 생겨나 있었어요. 11월이 되자 그 종양이 더 커지면서 뼈를 봉합한 것이 풀어졌어요. 2월이 되자 종양이 더 커지고 부어오르기 시작했어요. 아파서 만질 수도 없었고 제대로 앉을 수도 없게 되었어요. 의사는 재수술을 하자고 했어요. 그러나 첫 수술에 실패를 했는데, 재수술을 믿을 수가 있겠어요? 그래서 거슨 박사님께 데리고 갔지요."

"그때가 몇 살 때였습니까?"

"그게 3년 전이었어요. 7살이었지요. 지금은 아주 건강해요. 정말 건강해요. 그 의사에게 딸애가 건강해졌다고 말했지만 믿으려고 하지 않아요."

그 부인은 광신적인 태도로 말하지는 않았다. 목소리는 차분하고 지적이었으며 어린 딸의 생명을 건져주었다고 믿고서 거슨 박사에 대한 깊은 감사로 가득 차 있었다. 그 부인은 파네비앙코 부인처럼 히스테리를 부리거나 반쯤 미쳐버리거나 하지도 않았다. 그 부인은 여느 정상인들처럼 지각이 있어서 남의 이야기를 들었다고 하여 그것을 다 믿지를 않고, 더 나은 방법이 없을까 하고 찾아 나서서 결국 목적을 이루는 그러한 사람이었다.

주치의의 말을 따르지 않는 사람들은 많이 있다. 거슨 박사는 1955년 12월 6일 뉴욕시의 마티니커 호텔에서 가진 사업가들과의 오찬 모임에서 다섯 명의 환자들에 대한 치료 경과를 설명하였다. 200명의 사업가들이 거슨 박사의 암에 대한 강의를 듣고 그가 제시한 엑스레이 사진과 병력을 검토했다.

1호 환자 G.G. 부인

병력

　1949년 10월, 뉴욕의 메모리얼 병원 암연구소에서 정규 검사를 받은 후 흉곽외과에서 엑스레이 사진을 찍고 기관지 검사와 조직 검사를 받았다.
　오른쪽 폐에 4개의 악성 종양이 있다고 판단되었다. 오른쪽 폐를 제거한 후 서서히 회복되어 갔다.
　1950년 3월, 체중이 점점 감소되면서 원기를 잃게 되자 메모리얼 병원에서 진단을 받게 되었다.
　1950년 8월, 메모리얼 병원에 재차 입원하여 정밀 검사를 받았다. 4차례의 혈관주사를 맞았다. 조사와 검사를 한 결과 종양이 퍼지고 있음을 알게 되었다. 왼쪽 폐에 암이 자라고 있어서 환자는 수개월 이상 더 살 수가 없다고 했다. 병원에 다녀온 후 7주일 동안 환자는 고열로 고생하였다. 체중이 15파운드가 줄어서 97파운드로 유지하게 되었다. 너무 허약해서 엑스레이 치료를 견디어 낼 수가 없었다. 숨이 가빠지고 밤낮으로 의자에만 앉아 있어야 했으며, 음식을 먹기가 매우 어려웠다.

거슨의 치료를 받은 결과

　10월 4일, 거슨 박사에게 가서 치료를 받게 되었다. 수개월 후에 모든 선종(腺腫)과 아픈 증상이 사라졌다. 체중이 정상으로 회복되고 가사 일은 물론이고 다른 일도 정상적으로 볼 수 있게 되었다.
　1957~1958년의 추적, 양호한 건강 상태에 있었다.

2호 환자 도라 서켄 여사[3]

병력

1943년 6월에 뉴욕의 마운트 시나이 병원에서 진찰받다. 1941~1942년 동안 두 눈의 시력을 상실해가고 있었다. 중시(重視, diplopia)가 2개월 동안이나 계속되었다. 오른쪽 눈 위의 관자놀이 뼈가 함몰되더니 1943년 3월에는 반맹증이 되었다.

1943년 4월에는 오른쪽 눈의 시력이 완전히 상실되었다. 6월의 검사에서 왼쪽 눈의 시력도 상실되어가고 있는 것을 알게 되었다.

1942년부터 월경이 없어졌다. 1942년부터 1943년 사이에 체중이 15파운드나 줄어들었다. 병원에서 검사를 받았더니 두 눈의 연골에 창백한 색깔이 나타나 있었으며 두 눈의 시력이 약하고 오른쪽 코가 함몰되어 가고 있었으며 그것 때문에 오른쪽 눈의 시력이 1/4정도밖에 되지 않았다. 엑스레이 촬영으로 셀라 투르치아[4](sella turcia)가 비대해 있음을 알게 되었으며 상상돌기의 벽이 함몰되어 있었다. 엑스레이 치료를 계속 받아 시력이 약간 회복되었지만 볼 수는 없었다. 부인은 뇌하수체 샘에 발생한 종양 제거 수술을 제안 받았으나 거절했다.

진단

뇌하수체 샘에 아주 커다란 종양이 발생하였고 셀라 투르치아(sella turcia)도 비대해져 있었다. 왼쪽 시신경 쪽의 뼈가 부분적으로 파손되

---

3) 상기의 치료에 대한 보고가 독일 「임상의학지」(Medizinische Klinik) 5호(1954년 1월 29일 발행)에 실려 있음. 그 부인은 1991년 동 저서를 재발행할 때에도 건강하게 살고 있었음. 화보참조
4) sella turcia : 접형골체(蝶形骨體)의 상면에서 정중선을 횡으로 가로지르는 함요로서, 뇌하수체를 포함하고 있다.(역주)

어 주변의 뼈도 부분적으로 파손되어 있었다.

거슨의 치료를 받은 결과

1944년 3월에 환자는 의식을 잃은 상태에서 엠블런스에 실려 거슨병원에 입원하게 되었으며 입원 즉시 치료에 들어갔다. 일주일 뒤에 의식이 회복되었다. 2개월 후에 많이 나아져서 집안 일도 약간 볼 수 있게 되었다. 8개월 후에 옛날대로 남편의 비서 역할을 하게 되었다. 그 부인은 왼쪽 눈의 망막을 절반밖에 사용하지 못하고 있으나 읽고 쓰는 데에 불편함이 없었다.

1957년과 1958년에 재 진찰한 결과 건강했으며 일도 할 수 있었다.

3호 환자 버지니아 골든 여사[5]

병력

왼쪽 다리와 넓적다리에 흑종양이 생겼다. 조직검사를 한 결과 왼쪽 복숭아뼈에도 흑종양이 있음을 알게 되었다.

1945년 9월에 뉴욕에 있는 비크만 병원에서 종양 제거 수술을 받았다. 뒤에 원래의 자리에 종양이 재발했으며 왼쪽 서혜부 림프에도 혹이 생겼는데 뉴욕의 성루가병원에서 제거 수술을 받았다. 환자의 남편에게 희망이 없음을 알려 주었다.

---

[5] 동 시술에 대한 보고는 1949년 발행한 「실험적 외과지」(Experimental Medicine and Surgery) 7권 4호에 실려 있음. 버지니아 골든(Virginia Golden)여사는 동 저서 재발행 연도인 1991년에도 건강하게 살고 있었음. 화보참조

거슨의 치료를 받은 결과

1946년 9월 6일에 거슨 박사를 찾아갔으며 즉시 치료를 받았다. 왼쪽 샅에 토마토만한 크기의 흑종양이 있음이 발견되었다.

1947년 6월의 조사에서 종양이 보이지 않았다.

1948년 10월에 건강한 여아를 분만했다. 거슨의 치료를 받기 전에는 잉태를 할 수 없는 것으로 판단되었으며 치료를 받은 후에는 건강 상태가 정상이었다.

1957년, 1958년의 조사에서도 건강이 만족스러운 것으로 나타났었다.

4호 환자 M.N.K 부인

병력

1941년 2월 코에 발생한 종양 제거 수술을 받았다. 종양이 다시 발생하여 1943년에 수술을 받았으나 역시 재발하여 1945년에도 수술을 받았다.

1946년 6월에는 이마와 머리꼭대기에 생긴 종양들을 제거하는 수술을 받았다.

1950년 2월에는 오른쪽 중간 폐 옆에도 감자만한 크기의 종양이 있어서 제거 수술을 받았다. 폐 옆의 주위에도 새 종양들이 자라고 있어서 희망이 없다는 것을 그의 어머니에게 알려 주었다.

신경섬유종이 급히 자라고 있었으며 육종으로 발전할 것으로 보였다.

거슨의 치료를 받은 결과

1950년 6월 20일에 거슨 박사를 찾아갔다. 12개의 작은 종양들이 온 몸에 퍼져 있었는데, 왼쪽 상부 턱뼈의 중간에 한 개, 오른쪽 눈 위의 뼈에 있는 종양은 눈뚜껑을 누르고 있었으며, 왼쪽 관자놀이에 한 개, 왼쪽 팔의 윗부분에 한 개, 오른쪽 팔의 아랫부분에 두 개, 왼쪽 엉덩이뼈와 복벽에도 두 개나 있었다. 오른쪽 귀의 청력이 감퇴해져 있었으며 오른쪽 눈은 반쯤 감겨져 있었다.

1950년 6월 30일이 되자 모든 종양들이 사라져 가고 있었다.

1950년 7월 30일에는 모든 종양이 흔적이 없어졌으며 몇 달 뒤에는 앞서 수술을 받은 흔적들도 사라져 갔다.

1957년 이후의 추적.

그 환자는 결혼을 했으며 거슨 박사의 식사법을 중단하여 간기능이 아주 약해져 갔다. 그래서 재발됐는데, 이번에는 종양이 뇌에 나타났다. 4개월 동안 자가치료를 했다. 점점 더 나빠지게 되자 거슨 병원에 입원하여 회복이 되었다. 현재는 아주 건강하다.

5호 환자 D.H.J. 부인

병력

1923년에 왼쪽 대퇴골에 종양이 발생하여 수술로 제거했으나 같은 곳에 재발하였으며 역시 제거 수술을 받았다. 근육종(筋肉腫)이었다.

1924년에 재발한 종양을 제거한 후에 엑스레이 치료를 받기 시작했다.

1925년에 역시 같은 자리에 종양이 발생하여 수술을 했으나 상처가 아물어지지 않았다.

1928년에 그 상처 자리에 피부 이식 수술을 했다.

1929년에 그 자리에 있는 뼈를 일부만 떼어내고 상처를 치료했는데 1940년까지는 견딜만했다.

1940년에 상처 자리에 궤양이 재발하더니 뼈에도 염증이 생기고 상하기 시작했다.

1941년에 모든 궤양을 들어내고 피부 이식을 했다. 그리고 페니실린 등 항생제 치료를 시작했다.

1944년에는 여러 뼈 조각들을 들어내었다.

1945년에도 더 많은 뼈 조각들을 들어내어야 했다.

1946년에 다시 피부 이식을 하여 1951년 5월 25일까지는 그 상태로 있었으나 다리가 골절되었다.

1951년에 버지니아대학병원에서 대퇴골의 2/3쯤 되는 길이의 긴 쇠막대를 뼈에 박아 은나사로 조였다. 그러나 근육과 피부가 치유되지 않았다.

1952년에 종양을 제거했다.

거슨의 치료를 받은 결과

1952년 9월에 환자가 침대에 누운 채로 거슨 병원을 찾아갔다. 전 넓적다리에 걸쳐서 궤양이 퍼져 있었다.

상처의 깊숙한 부위에 커다란 쇠막대기가 박혀 있었다. 많은 양의 고름을 빼냈다. 고통이 엄청났다. 왼쪽 엉덩이에 정액낭염이 있었으며 환자는 협장을 끼고서도 겨우 걸을 수가 있었다.

1953년 3월에 궤양의 상처가 아물어지고 치료가 되어갔다. 새로운 뼈가 자라면서 두개의 금속 나사를 망가뜨리게 되자 환자가 걸을 때에 통증을 느끼게 되었다. 뼈와 근육 그리고 조직들이 모두 되살아나게 되어 쇠막대기를 빼내어야 했다.

1957년과 1958년의 추적.

1956년 5월에 쇠막대기를 제거했다. 1957년에 재검사를 한 결과 건강이 양호했으며 정상적으로 활동을 계속하고 있었다.

후기

가) 이 경우는 매우 흥미로운 것으로서 환자가 거슨 박사에게 가기 전 30년 동안에 12차례나 수술을 받았으며 파괴되어 가던 다리가 재생되었다는 점이 놀랍다.

나) 상기의 다섯 환자의 이야기는 거슨 박사의 저서 「암치료법, 50명의 환자들」에 엑스레이 사진을 곁들여 소개하고 있다.

위의 이야기들은 임상적인 용어를 써서 표현하고 있으나 매우 인상적이고도 놀랍다. 독자들이 나와 같은 평범한 사람들이라면 이 얘기를 읽으면서 두려움, 절망, 비참함, 그러다가 희망과 즐거움을 생각하지 않을 수가 없을 것이다. 과학자들의 신중한 어휘 아래에 생생한 인간 감정이 숨어 있는 것이다.

만약 거슨 박사가 죽음에 직면한 환자 한 사람 정도를 구해내었다면 크게 영광을 안겨줄 만하지는 않을 것이다. 그러나 많은 사람들, 내가 알기로 실로 많은 사람들을 그는 구해내었다. 그런데도 과학계의 많은 사람들이 그에게 등을 돌리면서 비웃고 있다.

왜 그럴까?

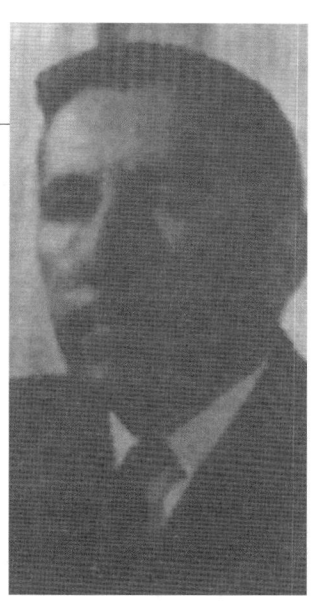

클라우드 페퍼 상원의원.
그가 제안한 법안 S. 1875안은
의료사업계의 로비로 폐기되었다.
만일 그 안이 통과되었으면
거슨 치료법의 연구에
자금이 지원되었을 것이다.

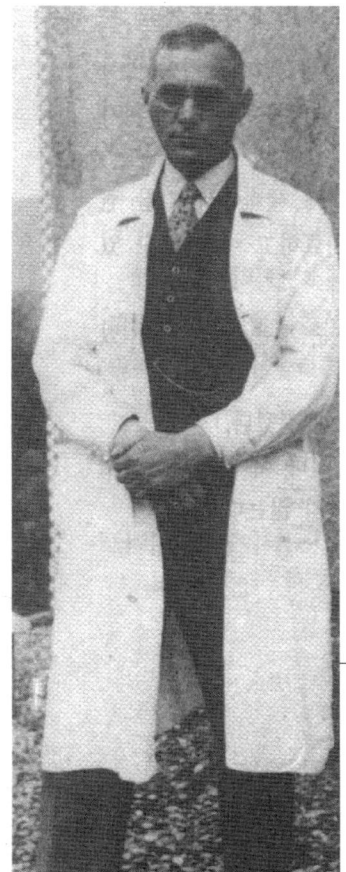

1935년 비엔나에서.
히틀러의 등장으로
가족과 함께 독일을 떠나게 되었다.

8. 암 환자를 고친 것이 잘못이다?

'미국의학협회지' 1946년 11월 16일자의 평론에 의하면 거슨 박사가 그해 상원의 소위원회에 불려갔다고 한다. 법안에 대한 공청회가 열리고 있었다.

그것은 '미국대통령이 미국내의 적당한 장소에 세계에서 가장 권위 있는 전문가들을 모아 서로 협력하여 암을 치료하고 예방할 수 있는 방법을 찾아낼 수 있게 위임하는 법안' 이었다.[1]

상원에서 의사에게 그런 식으로 영광을 안겨 주려고 한 것은 사상 처음 있는 일이었다.

그러나 돈 C. 매천은 '헤럴드 건강지'에 이렇게 갈겼다.

"의사록 89471호의 위원회 보고서는 227페이지나 되는 정부간행소의 기록보관소에다 쓰레기를 끌어모은 것밖에 되지 않는다."

나는 그 보고서를 읽어보기로 했다.

---

1) 의안 S. 1875호

그래서 워싱턴에 그 보고서를 보내달라고 했다고 거슨 박사에게 말했다.

"그것을 보내주지 않을 거요."

하고 거슨 박사는 단호하게 말했다. 나는 도전자로서 격한 감정을 다시 한 번 더 느끼게 되었다. 그래서 그에게 항의를 하듯이 말했다.

"반드시 보내줄 것입니다. 저는 신문기자니까요."

그러나 신문기자든 무엇이든 간에 소용이 없었다. 상원은 물론이고 기록보관소의 책임자도 그 보고서가 없다고 알려왔다.

결국 거슨 박사의 부인으로부터 복사본을 한 질 얻게 되었는데, 그 내용은 아래와 같으니 독자들도 읽어보시길 바란다. 공청회는 1946년도에 있었으며 그 결과 아무것도 이루어진 것이 없다는 것을 발견하게 되면 마음이 아파질 것이라는 것을 미리 알아주시길 바란다. 불청객인 암은 슬픔을 들고 다니는데 여기저기를 기웃거리면서 자신의 영역을 넓혀나간다. 처음엔 한 모퉁이의 어느 집에, 그러다가 길 건너 다른 집으로, 그리고는 바로 옆집에도 암이 나타난다. 이제 암은 우리 모두에게 낯선자가 아니다.

페퍼 의원 : 자, 뉴욕에서 오신 막스 거슨 박사님, 먼저 마켈씨의 얘기를 들어봅시다. 여러분들도 방금 상원의 정족수 때문에 두 번씩이나 벨이 울리는 것을 들으셨겠지요. 가능한 한 진술을 짧게 해 주시고, 구두로도 얘기하시고 또 기록을 남기기 위하여 진술서로도 제출하시면 시간을 벌게 되겠습니다.

마켈 씨 : 시간을 벌기 위해 진술서를 마련했습니다. 기록으로 남기고 싶습니다.

사뮤엘 A. 마켈씨의 진술서 내용

저는 원칙적으로 동의안(同議案)에 찬성합니다. 미국 정부가 착수할 수 있는 사업중에서 이보다 더 중요한 것은 별로 없을 것입니다.

제가 들은 정보에 의하면 매일 4백 50명 내지 5백 명의 시민들이 이 무서운 병으로 죽어갑니다. 한 해에 16만 5천명에서 17만 명[2] 정도입니다. 물론 이 숫자에는 암으로 고생하고 있는 수많은 환자들은 포함시키지 않고 있습니다.

수백만 불이 암연구에 소비되었으며 현재에도 소비되고 있습니다.

다른 연구 분야와 비교해 보면 암연구에는 너무 많은 돈이 소비되고 있으며 앞으로 얼마나 더 소비해야 연구의 바른 길에 들어설지 모를 지경입니다. 놀라운 일은 의료진들이 현재에도 암을 주제로 연구를 계속하고 있는 데 비해 뉴욕에 있는 한 겸손한 의사는 오래 전에 동물 실험을 거쳐서, 문외한인 제가 보기에도 현재 실제로 인간에게 발생한 암을 고쳐내고 있다는 사실입니다.

저는 암의 파괴로 죽어가고 있다가 기적의 경계선 너머로 빠져나간 환자들을 많이 보았습니다. 이들 기적이란 실제로 뉴욕시 파크애버뉴 815번지에 거주하고 있는 의사 막스 거슨 박사에 의해서 행해지고 있습니다.

제가 경험한 이야기들을 하겠습니다.

한 친구의 부인이 워싱턴에 있는 월터 리드 병원에서 암 수술을 받

---

[2] 1958년에는 암으로 25만 명, 1959년에는 26만 명, 1960년에는 26만5천 명, 1961년에는 27만 명, 그리고 1990년에는 50만 명이 죽었다.

았는데 유방을 절제해 내었습니다. 그 수술로 부인은 쇠약해졌는데, 그 후 암이 폐에 번져버렸습니다.

뉴욕에 가서 수개월동안 거슨 박사의 치료를 받은 후에 버지니아주 리치몬드의 가정으로 돌아왔습니다.

부인은 체중도 늘었으며, 제가 아는 한 암이 없어졌습니다. 그 부인은 지금처럼 건강해 본 적이 일찍이 없었다고 합니다.

그 부인의 이름은 W.G. 와톤입니다. 주소는 버지니아주 리치몬드시 이스트 프랭크린 스트리트 2806번지입니다. 부인의 남편은 리치몬드시 시청 공무원으로 빌딩 검사관입니다.

저 자신도 심한 골관절염으로 고생을 했는데 주치의가 고칠 수 없다고 하였으나 거슨 박사의 치료를 받고는 나았습니다.

이 일에 대하여 흥미를 갖게 된 것은 순전히 인도주의 때문입니다. 제 아내는 이 무서운 병으로 죽었습니다. 암을 근절시키기 위해서 제가 할 수 있는 조그마한 일이란 목소리와 돈을 보태어 주는 것이라고 믿게 되어 암 연구에 대한 여러 운동에 조건없이 참여해 오고 있습니다. 그러나 많은 의사들이 거슨 박사에게 시비를 걸고 있습니다. 그의 치료에서 얻은 결과가 너무나 환상적이어서 그 치료법을 믿으려 하지 않을 것이라는 것은 이해할 수 있습니다. 제가 이들 의사들과 싸우는 것은 그들이 거슨 박사가 이룩한 업적은 알아보려 하지도 않은 채 즉시 그러한 일은 불가능하다느니, 그는 거짓말쟁이라느니 하는 데 있습니다. 저 자신도 저의 주치의들이 그렇게 말하는 것을 보았습니다. 그들은 암을 고칠 수가 있다고 하는 의사는 사기꾼이야 하면서 손을 털어 버렸습니다. 어떠한 의사든 암을 치료받은 환자가 5년 이상 더 생존하지 않는 한 암을 고쳤다는 말을 하는 것은 비윤리적이라고 합니다.

그런데 미국에서 거슨 박사가 치료한 초기 환자들은 대개 4년에서 4년 반 정도가 경과되었는데, 제가 문외한이면서도 그들이 적어도 앞으로 6개월 이상은 더 살 것이라고 장담하더라도 의료계의 현명한 의사들은 용서하시기 바랍니다. 그렇다면 거슨 박사의 치료법을 검증해보고, 그에 대한 연구를 더 해볼 만한 가치가 있다고 저는 믿고 있습니다.

거슨 박사가 치료했던 환자들은 예전에 그들을 맡았던 의사들의 진술에 의하면 3, 4년 전에 죽게 되어 있었는데도, 현재 살아있다는 사실이 중요합니다. 그것은 사람들을 흥분시킬 만한 결과로서 의료계에서 암치료에 관한 한 아무도 이룩해 내지 못한 업적을 거슨 박사가 해내었다고 저는 확신합니다.

거슨 박사의 치료법이 외과적이지 않고 식이요법이라는 사실과 관련지어 그를 거부한다는 사실을 저는 옳다고 보지 않습니다.

제가 아는 한 그는 외과 수술을 권하지 않으나 아주 작은 암은 가끔 제거합니다.[3] 따라서 거슨 박사의 치료법이 유효하다면 대중은 외과 수술에 들어가는 막대한 금액을 아낄 수가 있다고 저는 생각합니다. 그리고 되풀이해서 말씀드립니다만, 이와 같은 가능성이 스스로 인도주의자로 자부하는 외과의사들을 격노케 하리라는 생각은 있을 수가 없습니다.

거슨 박사가 그의 식이요법으로 많은 적을 만들었다는 것은 의심할 여지가 없습니다. 그는 환자들에게 담배, 술, 깡통에 든 음식을 비롯하

---

3) 외부의 암, 피부와 유방 등 국부적인 수술은 행했다고 막스 거슨 박사는 『암치료법(암식사요법)』에서 말하고 있다.

여 이미 세상에서 다 팔리고 있는 음식을 금하게 하기 때문에 업계에 영향을 미칠 수도 있습니다. 그러나 그 식사법은 거슨 박사가 좋아해서 만든 것이 아니고 수년 동안에 걸친 경험의 결과로 암을 고치기 위한 것입니다.

저는 이 새로운 접근법이 매우 중요하다고 생각합니다. 현재까지의 암연구 방법과 그에 소요되는 경비는 계속적으로 정통적인 방법에만 치우쳐 왔기 때문에 새로운 접근법은 시도해 보려고 하지도 않으며 믿으려고 하지도 않습니다. 어쨌든 거슨 박사가 발견한 것은 더 연구되어야 합니다. 저는 잘은 모릅니다만, 거슨 박사가 이 문제에 접근할 수 있는 넓은 길로 향하는 문을 열었으며 거기에서 해결점이 곧 나올 것이라고 믿습니다.

저의 생각으로는 어떠한 방법으로든 거슨 박사가 수많은 의사들을 훈련시키고 가르칠 수 있는 시설을 마련하는 것이 무엇보다도 중요하다고 생각합니다.

거슨 박사 혼자서는 겨우 몇 사람만을 치료하고 있으나, 그렇게만 되면 수십 만 명도 치료할 수가 있으니까요. 현재 후계자가 한 사람도 없는 처지에서 거슨 박사에게 불행한 일이 일어난다면 그것은 커다란 재난이 될 것입니다. 저는 위원회가 암에 대한 연구를 발전시키는 과정에서 식이요법이 중요한 구실을 하리라고 믿습니다.

마켈 씨 : 저는 우선 S. 1875안에 찬성하여 이 자리에 출석하게 되었다는 것을 말씀드리고 싶습니다. 처음에 저는 다른 많은 사람들과 마찬가지로 동의안에 반대하라는 압력을 받았습니다. 대체로 이 안에 다들 냉담합니다. 퍼뮤터위원회의 경우, 대중의 관심을 불러일으켰으

나 50여 년이 더 지난 지금에 와서도 그 동안 수많은 돈을 퍼부었습니다만, 희생자들에게는 아무런 희망을 주지도 못했으며 기대해 볼 만한 방법을 발견해 내기는 커녕 이제는 그러리라 바라지도 않고 있습니다. 그러나 앞으로도 아마 쥐구멍이라고나 불러야 할 그 구멍속에다 다시 거대한 자금을 퍼부어야 할 것입니다. 그것은 마치 쥐 한 마리를 잡는데 수천 달러씩 써대는 것과 같습니다. 그래서 우리는 다른 노력을 해보아야 합니다.

저는 이미 조직된 위원회가 완전히 독립적으로 활동하여 이름에 걸맞게 조사를 해야 하며, 모든 방법에 대해 다 조사를 하여 이 문제를 해결하겠다는 약속을 내어놓아야 한다고 확신합니다. 동위원회는 아무 말도 들을 수가 없는 협회나 신사들의 클럽이 되어서는 안됩니다.

의장님, 여기에 암으로 고생한 사람들이 나와 있습니다. 그들은 미국의 시민입니다. 암연구에 공금을 지출한 것에 대해 따지는 일이라면 이 사람들보다 더 큰 권리를 가지고 있는 분들이 없을 것입니다. 이 사람들은 분명히 본 의안에 찬성하고 있음을 저는 압니다. 다시 말씀드리지만 조사는 그 글자가 의미하는 것과 똑같이 이루어져야 한다고 강조하고 싶습니다. 이 공청회가 열리고 있는 이 시간에도 50명이 암으로 죽어갑니다. 이 진술서에서도 밝혔 듯이 돈이란 아무 것도 아닙니다.

우리는 사람을 죽이는 일에는 수십 억 불을 쓰면서도 생명을 건지기 위해서는 겨우 수백만 불을 쓸 수밖에 없을 겁니다. 그것이 바로 이 안을 만들어야 하는 원인이 될 것입니다.

만일 위원회에서 그 일을 해낸다면 말입니다. 의장님, 저는 결코 위원회가 남의 뒤를 따르기만 하라고 하지는 않습니다. 위원회에서 하고 싶은 대로 하게 하십시오. 그들의 규정을 따르게 하십시오. 그들에게는 양심적인 과학자들과 양심적인 미국인들이 필요한 것입니다.

전에도 말씀드렸습니다만 저를 괴롭히는 것은 수백만 불이 연구에 지출되고 있다는 것입니다. 여기 이 자리에 뉴욕에서 오신 한 겸손한 의사가 인간의 암을 고치고 있는 이때에도 연구진들은 동물 실험에 열중하고 있습니다. 의사들은 제가 감히 완치라는 단어를 쓰고 있는 것을 허용하리라 믿습니다.

물론 저는 윤리적인 의사라면 5년 이내에 암이 재발하지 않아야 그 환자가 완치되었다고 말할 수 있다는 것을 알고 있습니다. 다행히도 저는 문외한이므로 저로부터 면허증을 빼앗아 가려고 하지는 않을 것입니다. 저는 과학자도 아니오 의사도 아닙니다. 그렇지만 6개월이라는 것 때문에 결과를 모호하게 하고 싶지는 않습니다.

저 같으면 유명한 의사들이 곧 죽을 것이라고 진단한 환자들이 4년 반씩이나 더 살았다면 그 환자들은 완치가 되었다고 하겠습니다. 의장님, 그들은 병원에서 집에 가서 죽도록 조치를 받았습니다만, 아직 무덤에 들어가지 않고 있습니다. 그 환자들은 겨우 수개월밖에 못 산다고 했습니다. 그게 4년 전의 일입니다. 그들에겐 다른 조치가 이루어졌던 것입니다. 외과수술이 아닙니다. 라디움 치료도 아닙니다. 엑스레이 치료법도 아닙니다. 제가 아는 한 이 세 가지의 치료법만을 시행하는 데에 수백 만불씩이나 쓰여집니다. 의장님, 이렇게 말하고 싶습니다. 만일 다른 길이 있다면, 영양적인 길이 있다면, 사실 그렇습니다. 아니면 그와 전혀 다른 길이 있어서 암을 치료할 수만 있다면 연구에 몰두하고 있는 분들은 기꺼이 겸손하게 그 방법을 쳐다보아야 할 것입니다. 아주 훌륭한 과학자들이 이 이야기에 대해 듣고도 전혀 쳐다보지 않았다고 합니다. 저는 그들에게 이 치료법이 옳다는 것을 인정하라고 하지는 않습니다. 한번쯤 쳐다보기라도 하라는 뜻입니다.

페퍼 의원 : 그러면 거슨 박사의 얘기를 들을 차례인 것 같습니다. 마켈 씨와 플로리다에서 온 저의 친구는 거슨 박사가 이룩한 업적에 크게 감명을 받았다고 했습니다. 그리고 그들은 거슨 박사를 이 청문회에 나오게 했다고 했습니다. 저는 그들의 요구에 동의를 했습니다. 마켈 씨, 짧은 시간내에 목적을 달성할 수 있는 방법이 있을 것이라고 믿으며 귀하도 그렇게 하시리라 믿습니다. 자, 가능한 한 빨리 거슨 박사의 이야기를 들읍시다.

마켈 씨 : 그렇습니다. 밀레이 박사를 모시고 왔습니다.

페퍼 의원 : 잘 되었습니다. 두 분 다 받아들이기로 합시다. 될 수 있는 대로 빨리 발언하여 주십시오.

막스 거슨 박사의 진술

거슨 박사 : 저의 사무실과 집은 뉴욕시 파크애버뉴 815번지에 있습니다. 저는 미국의학협회 회원이며, 뉴욕주 의학협회 회원인 동시에 뉴욕시 의학협회 회원으로 있습니다.

식사 치료법은 그동안 거슨 식사법으로 불리어 왔는데, 처음에는 저 자신의 심한 편두통을 고치기 위하여 개발되었던 것입니다. 그 후에 그 요법을 천식과 같은 알레르기성 질병의 환자들과 장 질환자와 간이나 췌장 환자들에게도 적용시켰더니 아주 성공적이었습니다. 우연하게도 피부결핵성의 낭창 환자도 그 식사법으로 고치게 되었습니다.

그런 후에 모든 결핵성 질병, 뼈 환자, 신장병 환자, 안질 환자, 폐 환자들에게도 그 식사법을 적용했더니 나아졌습니다. 그리고는 많은 만성질병들, 예를 들어서 관절염, 심장병, 만성부비강염, 만성위궤양, 대장염, 고혈압, 건성버짐, 다발성 경화증까지 그 식사법으로 고쳐진다는 것을 알게 되었습니다. 현재까지는 치료가 불가능하다고 믿었던 여러 가지 간 질환과 담낭 질환에도 이 식사법이 놀라운 효과를 보이고 있습니다.

여러 가지 만성질환이 이 식사법으로 고쳐진다는 사실은 인간들이 수세대 동안 자연식을 버렸기 때문에 인체가 저항력과 치유력을 잃어 버렸다는 것을 분명히 나타내 보이는 것이라고 말할 수가 있을 것입니다.

그에 대한 기본적인 손상은 채소와 과일을 비롯하여 먹거리의 생산에 화학적인 비료를 사용한 데서 비롯됩니다. 그리하여 화학적으로 변형된 채소와 육류가 여러 세대를 통해 인체의 기관과 기능을 나쁜 쪽으로 끌고 갔습니다.

다른 근본적인 잘못은 도시에서 발생한 배설물의 찌꺼기에 있다고 하겠습니다. 자연적으로 발생한 거름은 과일을 키우는 토양으로 보내지 않고 하천에 버려서 물속의 생명들을 죽이는 것입니다. 자연적으로 이루어지던 순환이 방해를 받게 되자 인류는 그 범법 때문에 심하게 고통받게 된 것입니다. 숲속이나 황야에서 살고 있는 생명들로부터 인류는 배워야합니다.

그러나 인류가 자연 창조 법칙에 가능한 한 가까이 되돌아가면 잃었던 방어력과 치유력을 되찾을 수 있습니다. 그쪽으로 빠르게 되돌아가려고 힘을 쓰려면 식사요법에 치중해야 합니다.

(그리고 거슨 박사는 '악성 종양병에 대한 식이의 고찰'이라고 이름 붙인 조그마한 책자를 위원회에 제출했다.)

거슨 박사 : 결핵에 대한 치료는 뮈니히, 카셀, 베를린에서 실천해 보았는데 그 효과가 모두 뛰어났습니다. 1933년 5월 5일에 베를린 의사회에서 식이요법에 대해 발표를 하기로 했었는데, 저는 1933년 3월에 정치적인 혼란 때문에 독일을 떠나서 비엔나로 가야 했습니다.

첫 암 환자는 담관의 암 환자였는데 1928년에 치료를 하여 성공을 거두었습니다. 12명의 환자 중 7명이 효과를 보았으며 그 후 7년 동안 통증을 느끼지 않고 지내온 것을 확인했습니다.

비엔나에서는 이 식사법을 변형하여 6명의 환자를 치료해 보았는데 효과가 없었습니다. 2년 후 저는 파리로 이주했는데, 거기에서 만난 환자 중에 파리 은행장인 호래이스 피날리 씨가 이 치료법을 실천하기 위해 병원을 마련하게 되었습니다. 거기에서 7명의 암 환자들에게 거슨 식사법을 실천하게 했는데 그중 3명은 뚜렷한 효과를 보았으며 한 명은 그렇지 않았습니다.

뉴욕에서는 4년 반 전인 1941년에 암 환자들에게 거슨 식사법을 안내하였습니다.

이 식사법을 더 발전시킨 내용을 1945년 12월에 출판한 책에 발표를 했으며, 새로운 책이 곧 출판될 예정입니다. 혈구수를 측정하여 임파구가 10개 이하일 때는 이 요법이 듣지 않습니다. 인이 적혈구나 조직에 돌아가지 못하면 이 요법이 듣지 않습니다. 먼저 간이 많이 상해 있는 환자나 극단의 말기 상태에 있는 환자에게도 이 요법은 듣지를 않습니다.

1946년 1월말부터 뉴욕의 병원에서 환자들을 치료하기 시작했는데,

이 치료법의 효과를 조사하기 위하여 대부분의 환자를 무료로 치료하였으며, 환자들이 어떠한 상태에 있든, 거절하지도 않았습니다.

현재까지 일반 만성질환은 물론이고 암에 대한 치료와 연구는 자비로 하였으며, 현재에 와서 누구에게 청구할 의향도 없습니다. 그래서 이 요법의 발전이 더디어지고 있습니다.

저의 경험상 놀라울 정도로 회복이 빠른 환자들은 간이 회복 과정에서 중심적인 역할을 하고 있기 때문이라고 믿게 되었습니다. 간이 지나치게 상해 있으면 이 식이요법으로도 치료가 되지 않습니다.

다른 이론도 그러하듯이 거슨 식이요법도 완벽하지 않다는 것을 압니다만, 그 식사요법에서 기대하는 결과 등에 대하여 설명 드리겠습니다. 그것은 세 가지의 매우 우수한 요소로 이루어진다고 말할 수 있겠습니다.

1. 체내의 독소와 노폐물을 배설시켜서 그 독소와 노폐물로 인하여 잘못 들어간 잉여 세포에 들어 있는 나트륨을 되돌려 버리는 것입니다. 나트륨을 함유한 잉여 세포는 수종, 조직에 일어나는 파괴적인 염증, 종양, 그 세포와 관계가 있는 기관들, 그리고 그들 세포가 소속되어 있는 임파액과 조직들, 담관을 포함하여 담낭, 연결되는 조직, 갑상선, 위점액, 신장 메둘라 (medulla 가장 내부에 있는 조직 수질), 종양 등과 관련이 있습니다.

2. 상실해 버린 세포내의 칼륨을 투입시키는 것입니다. 그것들은 비타민, 효소, 발효제품, 당분 등으로 원래 있어야 할 자리인 조직들과 기관으로 보내어지는 것입니다. 그 자리들은 간, 근육, 심장, 뇌, 신장의 피질 등입니다. 여기에는 전에는 효과가 없다고 했던 옥도가 유효

하다는 것이 알려졌으며 지속적으로 많은 양이 투여되어야 합니다.

3. 변이, 조직의 긴장, 흥분, 산화 등이 옥도의 활성화로 회복이 됩니다. 그리하여 성장하던 종양과 변이를 동반한 전이, 흥분과 산화의 진행이 멈추어지고 저항력과 치유력이 회복되어 갑니다.

(거슨 박사는 10명의 암 환자에 대한 병력과 임상에 대한 고찰의 요약이라고 이름 붙인 소책자를 위원회에 제출했다.)

페퍼 의원 : 계속 진행하십시오.
거슨 박사 : 환자들을 보여드리고 싶습니다.
페퍼 의원 : 좋습니다. 아주 좋은 의견입니다.

첫 환자

거슨 박사 : 이분은 앨리스 허쉬 양입니다.
(거슨 박사는 기록을 위하여 아래와 같은 수술보고서를 제출했다.)

뉴욕 베스 이스라엘 병원의 수술보고서
이름 : 앨리스 허쉬
나이 : 14세
날짜 : 1945년 10월 15일
수술 전 진단 : 척수 종양
집도 의사 : 의사 윌리엄 에를리히
보조 의사 : 의사 볼프손

마취의 : 의사 디어

마취 담당 : 엔도트라킬 이터

봉합 간호사 : 간호사 골드버그

수술 진행 : 흉추 C-7에서 요추 D-3까지 중앙부를 절개하다. 요추 D1에서 3까지 랑쥐르(rongeurs 기구의 이름)를 이용하여 척추와 박막을 들어내다. 경뇌막의 박동이 없음. 경뇌막을 절개했더니 척수가 부어 있었으며 노란 색깔을 띠고 있었음. 척수 표면에 몇 가닥의 뒤틀린 정맥노장이 있었음. 경정맥을 압축하였으나 액체가 나오지 않음. 척추의 후궁(後弓) 절제 수술을 두 단계에 걸쳐서 계속 시행. 흉추 C-4, C-5, C-7의 척추와 박막을 들어내다. 거기에서도 경뇌막이 흥분되어 있음이 확인되었으며, 거기를 절개하자 그 부위의 척수가 적회색을 띠고 있는 것으로 보아 완전히 신경교종증에 걸린 듯함. 경뇌막을 절개하자 척수가 부풀어졌다.

그 부위의 전후방에도 종양의 침입이 있는지 조사를 했다. 척수 중심부에 세침(細針)을 꽂았으나 낭종액이 채취되지 않았다. 환자는 발끝의 운동을 자유롭게 할 수가 있는 것으로 보아 척수의 절개는 필요하지 않다고 판단했음.

강압을 돕기 위하여 경뇌막은 열어 둔 채 1호 크롬실(장선, 腸線)로 근육과 근막을 봉합했으며 검은 명주실로 피하 조직과 피부를 봉합했다.

환자는 일어나서 원만히 활동을 할 수가 있었으며 양호한 상태에서 자기의 병실로 돌아갔다.

수술후의 진단 : 목과 가슴의 윗부분에 신경교종증이 발견되었다.

수술 방법 : 흉추 5에서 3번까지 척추 후궁절개수술을 했다.

거슨 박사 : 처음에 작성한 진단서로 보아서 이 환자는 목과 상부 가슴의 내골수에 종양이 발생한 것으로 보여집니다. 이것은 의학사 2000년에서 처음 발견된 유일한 질병입니다. 그 환자는 수술을 받았는데, 겨우 15살 난 소녀였습니다.

(거슨 박사는 뉴저지 힐사이드에 살고 있는 앨리스 허쉬 양을 소위 원회에 증인으로 내세웠다.)

페퍼 의원 : 성명을 말하십시오.

허쉬 양 : 앨리스 허쉬입니다.

페퍼 의원 : 주소는요?

허쉬 양 : 뉴저지 힐사이드 스위트랜드 애버뉴 555번지입니다.

페퍼 의원 : 좋습니다. 그런데 이 소녀가 무슨 치료를 받았습니까?

거슨 박사 : 그는 내골수신경교종증 환자입니다. 그것은 모든 뇌의 신경 조직에 일어나는 종양입니다. 그것은 뇌와 척수에 발생할 수가 있는데 이 환자의 경우엔 척수에 일어났습니다. 여기 수술 흔적을 보십시오. 여기에 수술을 받았던 것입니다. 검사를 하기 위하여 뼈를 떼어낸 것입니다. 그들은 소위 라미넥토미(laminectomy 척주 후궁절제수술) 수술을 한 것입니다.

페퍼 의원 : 귀하가 수술을 하셨나요?

거슨 박사 : 아니오. 그 수술은 1945년 10월 15일에 뉴욕시에 있는 베스 이스라엘 병원에서 했습니다.

페퍼 의원 : 그 병원에서 수술을 하였군요.

거슨 박사 : 그렇습니다. 여기에 첫 수술기록서가 있습니다.

페퍼 의원 : 거슨 박사께서는 어떻게 하셨습니까?

거슨 박사 : 그 주치의는 환자의 아버지에게 "우리는 더 할 수가 없습니다. 그것은 종양입니다. 척수종양은 절제를 할 수가 없습니다. 환자는 죽을 것입니다"라고 말했습니다.

페퍼 의원 : 수술을 하기 전에 그렇게 말을 했습니까?

거슨 박사 : 아닙니다. 수술 중에 종양이 척수내에, 즉 바깥이 아니고, 안쪽에 있다는 것을 알게 되었습니다. 골수 바깥에 있는 종양은 절제가 가능합니다. 그래서 그들은 종양이 안에 있는지 밖에 있는지를 알려고 수술을 했던 것입니다. 종양이 척수내에 있음을 알게 된 의사들은 어쩔 도리가 없었습니다. 봉합을 하여 집으로 돌려보내면서 환자의 아버지에게 이렇게 말했던 것입니다. 환자를 가능한 대로 안정시켜 주십시오. 그게 전부입니다. 우리는 더 어떻게 할 수가 없습니다. 그래서 그 소녀가 제게로 왔던 것입니다. 우리는 바로 치료를 시작했지요. 환자의 오른팔 아래부위에 마비 증세가 있었습니다. 오른쪽 손의 신경척골이 특히 심했습니다. 종양이 자라나면서 환자는 많이 걸을 수가 없게 되었는데 양쪽 다리에 조금씩 마비가 일어나기 시작했기 때문입니다. 종양은 척수를 파괴시켜 근육이 위축되어 뇌의 자극이 근육에 전달되지 않았습니다.

페퍼 의원 : 박사님의 식이요법으로 그 종양을 치료했습니까?

거슨 박사 : 그렇지요. 우리는 종양을 없애 버렸습니다. 그렇게 하지 않으면 근육이 회복되지 않습니다. 이제 저 소녀는 손발을 다 움직일 수가 있습니다. 아마 이쪽이 약간 허약할 것입니다. 하우에 교수가 이 특별한 환자에게 관심이 많습니다.

페퍼 의원 : 식이요법 외에 다른 치료법은 취하지 않았습니까?

거슨 박사 : 환자는 간(肝) 주사를 가끔 맞았습니다.

페퍼 의원 : 환자는 얼마동안 치료를 받았습니까?

거슨 박사 : 아직도 제가 환자를 돌보고 있습니다.

페퍼 의원 : 환자는 언제 박사님께 갔습니까?

거슨 박사 : 10월말이었습니다.

페퍼 의원 : 작년?

거슨 박사 : 1945년 10월말이었습니다.

페퍼 의원 : 거슨 박사가 쓴 진술서, 그 사실이 정확합니까?

허쉬의 부친 : 꼭 맞습니다. 딸애는 12월 1일경까지는 마비 증세가 있었습니다. 다른 의사들은 딸애가 그렇게 되리라고 예견했습니다.

페퍼 의원 : 거슨 박사에게 갔을 때 그 환자의 상태가 어떠했습니까?

허쉬의 부친 : 대단히, 대단히 허약했습니다.

거슨 박사 : 환자는 걷지를 못했습니다.

허쉬의 부친 : 우리는 그에게 떠 먹여 주어야 했습니다. 그 애가 어디를 가고 싶다고 하면 침대에서 데리고 나와야 했습니다. 그는 한 발자국도 걷지를 못했으니까요.

페퍼 의원 : 종양은 보셨습니까?

허쉬의 부친 : 못 보았습니다.

거슨 박사 : 못 보았습니다.

페퍼 의원 : 종양은 내부에 있었다고 하셨지요?

거슨 박사 : 수술을 해야 볼 수는 있는 것입니다.

페퍼 의원 : 수술을 맡았던 뉴욕 베스 이스라엘 병원의 의사들은 종양에 대해 더 조치를 할 수가 없다고 했습니까?

허쉬의 부친 : 그렇습니다.

페퍼 의원 : 그리고 그 의사들이 척수에 종양이 있다고 말했습니까?

허쉬의 부친 : 수술을 하기 전에 척수에 종양이 있다는 것을 알았습니다. 그러나 수술을 하기 전에는 아무 것도 할 수가 없었습니다.

페퍼 의원 : 이 기록의 사본이 뉴욕 베스 이스라엘 병원에서 수술 등에 관하여 쓴 것이 틀림없습니까?

허쉬의 부친 : 그렇습니다. 그것은 그 병원에서 작성한 것입니다.

페퍼 의원 : 기록에 남길 수 있게 이 사본을 주실 수 있습니까?

거슨 박사 : 그것은 기록에 남기기 위하여 제출한 것입니다.

페퍼 의원 : 밀레이 박사님, 이들 환자들에 대하여 잘 알고 계십니까?

밀레이 박사 : 그렇습니다. 그 모든 환자들을 여러 번 만나 보았습니다. 그 환자들이 거슨 병원에 얼마나 오래도록 머물었느냐에 따라서 지난 6개월 내지 8개월 동안 관찰을 했습니다.

마켈씨 : 밀레이 박사님도 기록을 남기기 위하여 진술서를 제출할 것입니다.

페퍼 의원 : 조금 전에 다녀간 허쉬 양의 질병에 대하여 아시는 것이 있습니까?

밀레이 박사 : 알고 있습니다. 허쉬 양을 처음 만난 이후로 그의 신경학 분야에 자문을 해왔습니다. 저로서는 허쉬 양의 증세에 대하여 결론을 섣불리 내릴 수가 없다고 생각하여 콜롬비아 대학의 신경학 연구소에 계시는 휴버트 하우에 박사와 같이 일을 하기로 하고, 지난 수개월 동안 공동으로 작업을 하였습니다. 하우에 박사가 거슨 박사의 환자들에 대하여 기록한 진술서를 여기에 제출합니다.

페퍼 의원 : 귀하는 의사십니까?

밀레이 박사 : 그렇습니다.

페퍼 의원 : 어느 대학에서 학업을 마쳤습니까?

밀레이 박사 : 노스웨스턴 대학의 의학부입니다.

페퍼 의원 : 미국의학협회의 회원이십니까?

밀레이 박사 : 그렇습니다.

페퍼 의원 : 의사로서 귀하께서 보신대로 허쉬 양의 치유, 외관상의 치유, 아니면 쾌유가 되어 간다고 합시다. 그것이 거슨 박사가 조치한 치료법에 의해서라고 말할 수가 있습니까?

밀레이 박사 : 그렇습니다. 그 치료법 외에는 아무 것도 하지 않았으니까요. 환자는 늘 그 치료법만 행했는데 그렇게 변화가 온 것입니다. 그 환자 하나뿐이었다면, 사람들이 이렇게 말을 할 수도 있습니다. "그래, 어쨌든 환자가 좋아져 가고 있어"라고 말입니다. 그러나 다른 의사들이 예견한대로 환자가 죽었더라면 "역시, 죽을 수 밖에는" 하고 들 말했을 것입니다. 그런데 다른 환자들도 그 치료법으로 똑같이 좋아졌다고 하면, 그것은 우연의 일치였다고 말할 수는 없을 것입니다.

두번째 환자

페퍼 의원 : 여기에 다른 환자가 계시군요. 성명을 말해 주십시오.

김슨 씨 : 조지 김슨입니다.

페퍼 의원 : 거주지는 어디입니까?

김슨 씨 : 뉴저지 유니온시 32가의 729번지입니다.

페퍼 의원 : 거슨 박사님, 김슨 씨에 대해 말씀해주십시오. (거슨 박

사가 다음과 같은 편지를 기록용으로 제출했다.)

발신 : 재향군인 원호국 뉴저지주 라이온스시
       1945년 11월 26일
수신 : 막스 거슨 박사
       뉴욕주, 뉴욕시

존경하는 박사님,

상기한 회원의 요청에 응하여 다음의 정보를 드립니다.

현재의 질병에 의한 첫 증상은 1944년 5월경에 일어났습니다. 첫 증상은 입대 이후 군에 복무할 때 일어났습니다. 위 증상을 치료받기 위하여 1944년 8월 28일에 캔자스주 포트 릴레이에 있는 레지오날 병원에 입원했습니다.

검사 결과 최근에 입은 상처를 치료한 자국 외에 별 것이 없었습니다.

그러나 조직 덩어리가 이동한 것을 조사해 보았더니 악성 부위가 완전히 이동한 것을 알게 되었습니다. 정형외과의 검사 결과 몸을 움직이면 등과 별로 관계가 없는 부위에까지 통증을 느끼게 된다는 것을 알게 되었습니다. 고통 때문에 등을 제대로 쓸 수가 없었습니다. 다리를 수직으로 올리면 요추에 통증을 느꼈습니다.

오버싸인(오버 징후. 대퇴근이 탱탱한지 어떤지를 조사하는 것)이 정상이며 다리를 뻗으면 엉덩이뼈(요추천골)에 아픔을 느끼게 되었습니다.

모든 반사 작용은 정상이었습니다. 1944년 10월 10일 엑스레이 사진을 찍었는데 경부(목)척수는 정상이나 7번째의 경추가 잠재성 척추파열의 증상을 보였습니다.

이 병원에서 등에 강력한 물리요법을 시행하면서 목에 붕대를 감고 오른쪽 귀에 열요법을 시행하였습니다.

치료의 상태
1. 낫지 않았음.
2. 치료 완료. 퇴원 권고. 환자는 등 아랫부분의 통증을 호소. 물리요법을 했으나 호전이 안 됨. 의병 제대를 권함. 최상의 병원 혜택 주었음.
1의 진단이 옳은 것으로 판단됨. 2의 진단이 옳지 않은 것으로 보임.

진단
1. 인대와 엉덩이뼈가 삐었음. 매우 심함. 1943년 4월에 뉴저지주 키어니에 있는 '피더럴 선박 건조'와 '드라이브 도크사(社)'에서 일할 때 넘어진 것이 원인이 되어 2차적으로 발병한 것으로 사료됨.
2. 오른쪽 목의 피부쪽 모발소낭 근처의 기초 세포에 종양. 침식성 궤양의 전조임.

근계(謹啓)

수석 군의관
소령. R. C. 파글리 드림

거슨 박사 : 김슨 씨가 처음 왔을 때 종양은 매우 컸으며 진행이 중단된 상태에 있었습니다. 그는 군에서 수술을 받았습니다.

김슨 씨 : 캔자스주의 포트 릴리에서 했습니다.

거슨 박사 : 그들은 수술은 했으나 암세포는 들어내지 못했습니다. 왜냐하면 두개골에까지 침투해 들어갔기 때문입니다. 그래서 심도 엑스레이 치료법을 받도록 다른 병원으로 이송시켰습니다.

김슨 씨 : 콜로라도주에 있는 덴버의 피츠시몬스 병원입니다.

거슨 박사 : 그는 심도 엑스레이 치료를 받으러 콜로라도주 덴버시에 있는 피츠시몬스 병원으로 이송되어 갔으나, 거기에서 심도 엑스레이 치료법은 뇌에 위험하다고 판단되어 주치의가 그 치료법을 거절하였습니다.

김슨 씨 : 그 병원에서는 아무런 치료도 해주지 않고 제대를 시켰습니다.

거슨 박사 : 그들은 김슨 씨를 제대시켜 보내면서 이렇게 말했습니다. 미안합니다. 우리는 아무 것도 할 수가 없습니다. 그런 후 종양은 점점 더 커져가고 온 얼굴이 부어 올랐습니다. 그의 왼쪽 눈은 거의 감겨져 있었고, 오른쪽 눈으로도 거의 볼 수가 없었습니다.

김슨 씨 : 이쪽 눈은 지금도 부풀어 있습니다. 여기에 금이 나 있습니다.

거슨 박사 : 저는 신경학자인 하우에 박사에게 환자를 보였는데, 그는 종양이 뇌속으로 파고 들어가며 자라고 있다고 했고 그것 때문에 모든 혼란이 일어나고 있다고 했습니다. 그리고 저는 엑스레이 사진이랑 관계 자료를 다 갖고 있긴 했습니다만, 그것을 공개해야 할지 어떨지를 결정하지 못했습니다.

페퍼 의원 : 그 환자가 박사님께 오게 되었고, 그래서 박사님이 치료를 맡으셨겠군요?

거슨 박사 : 그렇습니다.

페퍼 의원 : 그래서 식이요법을 실천했습니까?

김슨 씨 : 그렇습니다.

페퍼 의원 : 그리고 박사님께서는 간주사도 놓았습니까?

거슨 박사 : 그렇습니다. 매일 자택에서 하게 했습니다. 아마 부인이 주사를 놓았을 것입니다.

김슨 씨 : 예. 맞습니다.

페퍼 의원 : 그게 뭡니까? 손에 들고 계신 것 말입니다.

거슨 박사 : 재향군인 원호국에서 보내 온 서류의 원본입니다.

페퍼 의원 : 이 편지가 뉴저지주 라이온스시에 있는 재향군인 원호국에서 온 것이군요. 일자는 1945년 11월 26일이며, 거슨 박사님께 보내져 왔고, 군의책임자 R. C. 파글리 소령이 서명을 했군요. 그것이 연번 C-4491792로 조직 김슨 씨와 관계가 있다는 것이군요. 그 연번호와 편지가 김슨 씨의 병세에 대해 거슨 박사에게 보내온 보고서인 셈이군요. 그러면 김슨 씨, 그 질병에 대해서 얘기해 봅시다. 질병의 상태는 어떠했으며, 군에서는 어떤 치료를 받았습니까? 거슨 박사에게는 언제 갔으며, 그는 어떤 치료법을 썼습니까? 그리고 어떻게 좋아졌습니까?

김슨 씨 : 저는 캔자스주의 포트 릴레이에 갔었습니다. 그런데 목쪽에 머리카락이 살속으로 파고드는 듯한 느낌을 갖게 되었습니다. 그래서 병원으로 가서 의사를 만나 보았습니다. 소령이었습니다. 저를 물끄러미 보더니 이렇게 말했습니다. 그걸 떼어내자. 오래 걸리지 않

을거야. 그러면서 부대에 합류하는 데 시간을 놓치지 않을 거라고 했습니다. 하루나 이틀만에 귀대할 수가 있다는 것이었습니다.

페퍼 의원 : 그래서 얼마동안 귀대를 못하게 되었습니까?

김슨 씨 : 4개월 반이던가, 5개월쯤 귀대를 못하고 있었습니다. 이틀동안 행진을 한 셈이었지요. 바빴지요. 그리고 탈도 없었고요. 그리고 병원에 갔던 것입니다. 이튿날 아침 수술을 받았는데 침대에 묶여버렸습니다. 목이고 무어고 움직일 수가 없었습니다. 한쪽으로 고정을 시켜 놨으니까요. 검사를 받았습니다. 하루 아침엔 대위님이 오시더니 이제는 머리가 펴질 때가 되었다고 했습니다. 나는 목을 움직일 수가 없다고 했습니다. 수술을 하면서 한쪽으로 고정을 시켜서 그렇다고 했더니, 그는 목을 펴보려고 했습니다. 그리고는 꿰맨 곳을 다시 열어보려고 했습니다. 그가 봉합된 부위를 다시 열었을 때 나는 이렇게 말했습니다.

"감각이 전혀 없어요. 그리고 아무 것도 들을 수도 없습니다."

그러자 대위가 저를 그윽이 바라보다가 여러 가지 검사를 했습니다.

그리고는 이렇게 말하는 것이었습니다.

"자네를 덴버에 있는 피츠시몬스로 보내 주겠네. 거기도 병원이야."

그래서 이렇게 물어보았습니다.

"왜 거기에 가야합니까? 왜 귀대를 할 수가 없지요?"

그는 이렇게 말했습니다.

"여기에서는 자네의 문제를 조사해 볼 수 있는 알맞은 기구가 없어. 그래서 우리는 자네를 거기에 보내기로 했네."

페퍼 의원 : 그때 어디에 있었습니까?

김슨 씨 : 저는 캔자스의 레지오널 병원에 있었습니다. 거기에서 콜로라도주 덴버에 있는 피츠시몬스 병원으로 가게 되었던 것입니다. 그 병원 의사들은 검사를 하고는 피하에 주입하는 바늘로 머리속을 찔러서 제가 그것을 느낄 수가 있는지를 검사했습니다. 그러나 저는 전혀 감각을 느끼지 못했습니다. 저에게 심도 엑스레이 치료법을 적용하려고 했다가 취소해 버렸습니다. 저는 크리스마스 휴가를 신청했는데 거절당했습니다. 그리고는 다음주에 제대를 시켜주었습니다. 집으로 돌아갔을 때 종양이 나타났습니다. 귀 뒤쪽에서 부풀어 나온 종양 때문에 셔츠가 절반이나 한쪽으로 쏠려버렸습니다. 그 종양이 나왔던 흔적이 여기에 있습니다. 종양이 자꾸 커져서 적십자사에 찾아가서 의논을 했습니다. 나는 밤새도록 잠을 잘 수가 없을 정도로 아프다고 했습니다. 낮에 일을 할 수도 없다고 했습니다. 무엇이든 부담이 가는 일을 시작했다가는 금방 그만 두어야 한다고 했습니다. 그러자 담당자는 저를 뉴저지에 있는 리온스 병원에 가도록 주선을 해주었습니다. 그래서 그 병원으로 갔습니다. 그런데 저의 병에 대한 기록을 잃어버렸다는 것이었습니다. 아마 그들은 잘못 진단했던 것을 말하고 싶지 않았던 것 같았습니다. 그러면서 저더러 뉴욕시 브롱크스에 있는 병원에 가서 자료를 받아오라고 했습니다. 그래서 이렇게 물었지요.

"수술을 해야 자료가 나오지 않습니까?"

"그렇지요."

하고 그가 말했습니다.

저는 이렇게 말했습니다.

"나는 다시는 수술을 받지 않겠소."

저는 절대로 수술은 받지 않겠다고 했습니다. 그래서 집으로 돌아왔지요. 그런데 아내가 거슨 박사님께 가서 진찰을 받아보라고 했습니다.

거슨 박사 : 왜 수술을 거부했습니까?

김슨 씨 : 그것은 그 의사들이 첫 수술에 실패를 하여 저의 몸이 더 나빠졌기 때문이었습니다. 어쨌든 저는 거슨 박사님을 찾아갔습니다. 그는 이 책을 주었습니다. 저기에 제가 해야 할 것들이 적혀 있었습니다. 그대로 했더니 종양이 사라졌습니다.

페퍼 의원 : 이 점을 말해 주십시오. 얼마 동안이라도 거슨 박사의 병원에 입원해 있었습니까?

거슨 박사 : 그때는 병원을 개설하기 전이었습니다.

페퍼 의원 : 거슨 박사가 이 책을 통해서 먹을 것과 먹지 않아야 할 것을 안내하셨다는 말입니까?

김슨 씨 : 그렇습니다. 먹어야 할 음식, 먹어야 할 음료수 등 그런 것에 대하여 모든 것이 안내되어 있었습니다.

페퍼 의원 : 그 식사법을 따랐다는 것이지요?

김슨 씨 : 무엇이든 그 책에 씌어진 대로만 먹었습니다.

페퍼 의원 : 그 식사법을 엄격히 지켰다는 말입니까?

김슨 씨 : 백 퍼센트 그렇게 했습니다. 박사님의 사무실로 찾아가기 전에 담배갑을 버렸습니다. 그리고 그때부터 지금까지 절대로 담배를 피우지 않았습니다.

페퍼 의원 : 담배를 끊었다는 말이지요?

김슨 씨 : 담배뿐만 아니라 술도 끊었습니다. 어제 밤에 제 동생의 결혼식이 있었는데, 제가 들러리를 섰습니다. 그래도 술은 마시지 않

았습니다.

페퍼 의원 : 이 식사법을 따른 후 얼마가 지난 후에 몸의 상태가 좋아지고 있다고 느끼게 되었습니까?

김슨 씨 : 글쎄요? 한 달이라고 할까요? 두 달, 한달 반, 여섯 주일째부터였습니다.

페퍼 의원 : 그 외에 약이나 다른 치료법은 없었습니까?

김슨 씨 : 없었습니다. 간주사는 맞았습니다. 제가 해야 하고 먹어야 할 것은 모두 그 책(작은 책자를 가리키면)에 있습니다.

거슨 박사 : 여기 투약에 관한 책이 있습니다.

페퍼 의원 : 그래서 김슨 씨는 거슨 박사가 안내한 요법으로 몸이 회복되었다는 말이지요?

김슨 씨 : 정말로 그렇습니다.

페퍼의원 : 좋습니다. 감사합니다.

마켈 씨 : 밀레이 박사님께 이 환자에 대하여 물어보시면 어떻겠습니까?

페퍼 의원 : 밀레이 박사님, 의견을 말씀해 주시겠습니까?

밀레이 박사 : 제가 이 환자를 보았을 때는 이미 상당히 회복되었을 때였습니다. 3, 4개월 가량 식이요법을 실천하고 있을 때 그를 보았던 것입니다. 그 후부터 매달 한번씩 그를 관찰해 왔습니다. 현재 절대로 재발의 징조는 없습니다. 이 특별한 환자는 기초암을 일으키면서 잠복 상태에 있었는데, 그 질병이 특히 뼈에 들어가면 다른 치료를 받아보아야 효과를 볼 수가 없습니다. 사실상 이 환자의 질병은 뼈와 관계가 있었습니다. 그런데 지금은 외관상으로 전혀 병의 흔적이 없습니다.

페퍼 의원 : 그에게 발생한 종기를 정말로 종양이라고 부릅니까?

밀레이 박사 : 예. 그것은 종양이었습니다. 머리털의 소낭에 발생한 종양이었습니다.

페퍼 의원 : 그것은 악성이었습니까?

밀레이 박사 : 그렇습니다.

페퍼 의원 : 저 소녀의 종양, 허쉬 양의 종양도 악성이었습니까?

밀레이 박사 : 그것은 넓게 퍼진 암입니다. 약간 다른 것입니다. 그것은 연결 조직에 나오는 것입니다. 척수 안에 신경 조직을 둘러싸고 있는 신경교종에서 나온 활동성의 조직찌꺼기가 더 악화시키게 됩니다.

페퍼 의원 : 김슨 씨, 고맙습니다. 와주셔서 고맙습니다.

세번째 환자

마켈 씨 : 다음 증인은 누구십니까?

거슨 박사 : 앤너 한나 부인이십니다.

(그러면서 거슨 박사는 앤너 한나 부인을 소위원회에 내세웠다.)

페퍼 의원 : 박사님, 한나 부인의 질병에 대하여 말씀해 주십시오.

거슨 박사 : 이 환자는 필라델피아 제퍼슨 병원에서 수술을 받았습니다. 저희들이 알기로는, 우선 원래 작성된 기록을 읽어 드리겠습니다. '지독한 악성 종양이 S자 만곡 부위의 우측에 발생, 장막간과 하행결장까지 침투, 종양은 대정맥 부위와 양 정골의 혈관에도 유착. 간의 소결절에도 발생의 의심이 있음.

전이의 가능성 때문에 종양의 절제 수술이 불가능했습니다. 생체

검사에 의하면 선육종으로 밝혀졌다는 자료를 받았습니다. 수술을 하려면 결장을 떼어내어 인공 항문 수술을 해야 한다고 사료되었습니다.'

이 편지는 원래 줄스 보겔 박사에게 보내어진 것인데 그분이 다시 저에게 보내주었습니다.

페퍼 의원 : 그 편지는 1945년 4월 23일자의 것으로, 펜실베이니아주 필라델피아시 스프루스가 1611번지의 토마스 A. 샐로우 박사가 보내신 것입니다. 그 편지는 보겔 박사에게 보내진 것입니다. 편지가 또 한 장 더 있는데 이것은 1946년 6월 24일자의 것으로 샐로우 박사가 거슨 박사에게 보냈으며, 4월 23일자로 보겔 박사에게 보낸 편지의 사본을 동봉시켰습니다.

그런데, 그 종양은 악성으로 자라고 있었습니까?

거슨 박사 : 그렇습니다. 악성 종양이었습니다. 부인은 아주 나쁜 상태에서 저에게 왔습니다. 부인은 먹을 수도 없었으며 대변은 이쪽에서 나왔습니다(가리키면서). 수술을 하여 인공 항문을 만들었습니다. 의사들은 부인의 상태가 늘 그럴 것이라고 믿었습니다. 자연은 인공 항문 수술 자리를 막아주었으며 현재 변은 항문으로 나오고 있습니다. 종양이 완전히 없어졌으니까요. 엑스레이 촬영을 해보았는데 놀라울 정도입니다. 여기에 가지고 왔습니다. 환자는 체중이 늘었으며 아주 양호한 상태에 있습니다.

페퍼 의원 : 한나 부인, 부인의 성명과 주소를 알려주시겠습니까?

한나 부인 : 이름은 앤너 한나이며 펜실베이니아주 어퍼다비시 마노아가 버지니아애버뉴 331번지에 살고 있습니다.

페퍼 의원 : 방금 거슨 박사님이 하신 말씀이 실제로 부인의 상태

와 같았습니까?

한나 부인 : 그렇습니다. 꼭 같았습니다.

페퍼 의원 : 부인은 거슨 박사가 행한 것 외에 다른 치료를 받았습니까?

한나 부인 : 없습니다. 전혀 없습니다. 의사들이 딸에게 말하길, 그들은 더이상 어떻게 해볼 도리가 없다고 했습니다. 그래서 딸은 누구의 간섭 없이 자기의 뜻대로 할 수가 있었습니다.

페퍼 의원 : 거슨 박사의 치료를 받기 전에 어떤 의사들과 의논을 하셨습니까?

거슨 박사 : 부인의 딸인 엘리스 M. 한나양이 보겔 박사에게 먼저 갔습니다. 그 박사는 가정의입니다.

페퍼 의원 : 줄스 보겔 박사라고 하셨나요?

한나 양 : 맞습니다. 박사님은 검사를 하신 후 결장에 종양이 발생한 것 같다며, 아마 암일 것이라고 말씀하셨습니다. 그래서 박사님은 펜실베이니아주 다비에 있는 피츠제럴드 머시 병원에 가서 엑스레이 사진을 찍게 했습니다. 엑스레이 사진으로 암이라는 것을 확인하게 되었으며, 박사님은 어머니를 필라델피아에 계시는 외과의 토마스 A. 샐로우 박사님께 소개하셨습니다.

페퍼 의원 : 그분의 주소가 펜실베이니아주 필라델피아시 스프루스가 1611번지이지요?

한나 양 : 그렇습니다. 샐로우 박사님은 어머니를 필라델피아에 있는 제퍼슨 병원으로 데리고 가서 검사와 치료를 받게 했습니다. 8일 동안 검사를 받고 몸을 추스르기 위하여 치료도 받았습니다. 그리고는 종양을 제거할 수 있을 것이라고 믿고서 수술을 하게 되었습니다.

그러나 수술을 하는 동안 종양이 너무 크게 자란데다가 많은 기관들에 침범해 있어서 그것을 제거해 내기가 불가능하다는 것을 알게 되었습니다. 그래서 임시 변통으로 인공 항문 수술을 했으며 그리고 저에게 이렇게 말을 할 수밖에 없었습니다. 어머니께서 아마 6개월, 아니면 2년 정도밖에 더 못 사신다구요. 시일은 말하기가 어려우나, 아무튼 어머니는 절대로 오래 사실 수는 없다고 하셨습니다. 그 수술은 1945년 4월 19일에 했습니다.

그런데 어머니가 병원에 계시는 동안 제 사무실에서 같이 근무하던 여자 친구 하나가 오늘 여기에 온 환자 중의 한 분이신 플레밍 부인의 친구인데, 저에게 거슨 박사에 대해 얘기를 했습니다.

그래서 거슨 박사님께 연락을 취해 보았더니, 박사님께서 어머니를 도와주실 수가 있겠다고 하셨습니다. 그러나 어머니는 2주일에서 5주일 동안이나 병원에 더 있어야 했습니다. 그 동안에 어머니는 늑막염에 걸리는 등 어려움이 더 많아졌습니다. 어쨌든 두 달이나 지나서야 뉴욕으로 거슨 박사님을 만나러 갈 수가 있었습니다. 박사님은 바로 거슨 식사법을 안내했습니다.

페퍼 의원 : 어머니가 거슨 병원에 입원을 했습니까?

한나 양 : 아니에요. 입원하지 않았습니다. 의원님. 저희들은 두 주일마다 박사님을 뵈러 갔습니다. 그리고 좀 지나서는 한 달에 한번씩 갔습니다.

페퍼 의원 : 그러면 그때 거슨 박사의 식사요법을 안내 받고 바로 집으로 돌아갔다는 말입니까?

한나 양 : 그렇습니다.

페퍼 의원 : 언제부터 어머니가 좋아지고 있다는 사실을 느끼게 되

었습니까?

한나 양: 거의 즉시였어요. 5주일이 지나서 엑스레이 사진을 찍었는데 종양이 거의 완전히 사라져 버렸습니다.

페퍼 의원: 그 사진들을 가지고 거슨 박사에게 갔었고, 그리고 의사들이 보고를 했다는 건가요?

한나 양: 거슨 박사가 사진을 가지고 계십니다. 처음부터 지금까지 보겔 박사가 어머니를 돌보고 계시는데 박사님은 어머니의 말을 듣고는 매우 감동을 받았으며 전율을 느꼈다고 했습니다. 보겔 박사는 생애에서 이런 일을 보기는 처음이라고 했습니다.

페퍼 의원: 어머니가 회복될 때까지 거슨 박사의 치료 외에 다른 치료를 받은 적이 없습니까?

한나 양: 절대로 없었습니다.

페퍼 의원: 좋습니다. 대단히 고맙습니다.

거슨 박사: 저는 그 환자를 라이만 교수에게 보였습니다. 그리고는 제퍼슨 병원에 가보게 했습니다. 의사들이 너무나 감명을 받아서 부인을 학생들에게 보여주었습니다. 그리고는 그 환자가 완치가 되었다고 했습니다. 저는 감히 완치가 되었다고 하지 않는데, 그들은 완치가 되었다고 했습니다. 엔젤 박사도 그 부인을 여러 사람들에게 보여주었습니다.

한나 양: 그게 사실입니다. 그 병원의 병리학자인 부처 박사는 어머님을 제퍼슨 병원의 의대생들 모두에게 보여주었습니다.

페퍼 의원: 부처 박사라고 했습니까?

한나 부인: 부처 박사입니다. 그는 병리학자입니다.

페퍼 의원: 제퍼슨 병원에서 부처 박사가 부인을 학생들에게 보여

드렸다고 했습니까?

한나 양 : 그렇습니다.

밀레이 박사 : 최근에는 제가 한나 부인을 검사한 적은 없으며 필라델피아의 라이만 박사와 킬링글 박사가 부인을 보았는데 대변을 보기 위한 특별한 수술의 자국이나 암이 자랐던 흔적을 볼 수가 없다고 했습니다.

페퍼 의원 : 처음 거슨 박사에게 갔을 때 걸어다닐 수가 있었습니까?

한나 양 : 아주 약간이었습니다. 의원님, 처음 방문했을 때 어머니는 자동차의 뒷칸에 마련한 침대에 누워 있었습니다. 어머니는 억지로 하루에 한두 번씩 2층을 오르내렸습니다.

페퍼 의원 : 대단히 고맙습니다. 한나 양, 그리고 한나 부인, 진술을 해 주셔서 감사합니다. 좋습니다. 그리고 다음 차례는 누구십니까?

네번째 환자

거슨 박사 : 플레밍 부인입니다.

페퍼 의원 : 바로 시작합시다.

거슨 박사 : 플레밍 부인은 임파육종 환자였습니다. 대단히 큰 종양들이 뱃속에, 온몸의 샘들에, 목에, 양 샅에 있었으며, 큰 종양 두개가 복막후강샘과 장간막샘에 있었습니다. 이중 한 개는 제거를 이미 했었습니다. 조직 검사는 긴스버그 박사가 했습니다.

슬라이드를 찍어서 뉴욕의 스투어트 박사에게 한 장, 그리고 아마 예일대학의 어느 교수에게도 한 장 보낸 것으로 알고 있었습니다. 세

의사는 결론짓기를 그것은 골수종으로, 대단한 악성의 형질구종(刑質球腫)에 가깝다고 했습니다.

플레밍 부인: 애버렛 박사가 한 개를 제거했습니다.

거슨 박사: 맞습니다. 애버렛 박사가 조직 검사를 하기 위하여 하나 떼어냈고 세 사람이 같이 조사를 했습니다.

페퍼 의원: 자, 플레밍 부인에게 물어봅시다. 성명이 어떻게 되십니까?

플레밍 부인: 캐더린 플레밍입니다.

페퍼 의원: 거슨 박사에게 가기 전, 상태가 어떠했습니까? 그런데, 미혼입니까? 기혼입니까?

거슨 박사: 기혼입니다.

플레밍 부인: 발병하기 수년 전부터 이 의사, 저 의사들을 만나보았습니다만, 아무도 알아내지를 못했습니다.

페퍼 의원: 그러면 누가 부인에게 악성 종양이라고 말했습니까?

플레밍 부인: 레오나드 애버렛 박사였습니다. 그분이 검체를 떼어내었습니다.

페퍼 의원: 그러고 나서 그 의사가 부인에게 종양이 생겼다고 말했습니까?

플레밍 부인: 그분은 저에게 알려주지는 않았습니다. 가족들에게 알려주었습니다.

페퍼 의원: 그 의사가 부인의 가족들에게 부인이 악성 종양에 걸렸다고 말을 했다는 말씀이시죠. 좋습니다. 계속하십시오.

플레밍 부인: 병원에서 나오자, 그는 저에게 엑스레이 요법을 하라고 했습니다. 15차례나 했습니다. 직장도 그만두었습니다. 그런데 저를

퇴원시키더니, 가족들에게 더 치료할 길이 없으며, 시간 문제일 뿐이라고 했습니다. 저의 몸무게는 165파운드에서 130파운드로 줄어들었습니다. 그래서 가족들이 저를 거슨 박사님에게 데리고 갔습니다.

페퍼 의원 : 언제 가족들이 거슨 박사에게 데리고 갔습니까?

플레밍 부인 : 2년전 5월이었습니다.

페퍼 의원 : 그래서 거슨 박사가 거슨 식사법을 권했습니까?

플레밍 부인 : 그렇습니다.

페퍼 의원 : 거슨 박사가 다른 치료법도 안내를 했습니까?

플레밍 부인 : 몇가지 비타민을 주셨습니다.

페퍼 의원 : 몇가지 비타민이라구요? 그러면 최근에 검사를 받아 보셨습니까? 지금 나았다고 생각하십니까?

플레밍 부인 : 작년 1월에 애버렛 박사가 검사를 했는데 옛날의 질병 흔적이 없다고 했습니다.

페퍼 의원 : 자신이 나았다고 생각하시는군요?

플레밍 부인 : 저는 그렇게 생각합니다.

페퍼 의원 : 거슨 박사의 치료법이 병을 낫게 했다고 생각하십니까?

플레밍 부인 : 그 외의 치료법은 아무 것도 없었습니다. 절대로.

거슨 박사 : 부인의 다리는 대단히 부어 있었습니다.

플레밍 부인 : 그랬었습니다. 오른쪽 다리가 그랬었습니다.

거슨 박사 : 종양 덩어리가 대정맥을 누르고 있어서 다리가 푸르게 변하고 무서울 정도로 부풀어 있었습니다. 그래서 제대로 걷지도 못했습니다. 지금은 다른 것이 일어나고 있습니다. 이 환자는 여러 가지 점에서 흥미를 끕니다. 제가 간단히 설명을 해 드리지요. 이 환자가

일년동안 저의 치료를 받았을 때였습니다. 치료를 받기 위하여 난소를 죽였기 때문에 갱년기 현상을 보였는데 격심한 분노, 발한, 심장의 동계 등이 나타났습니다. 그래서 난소 물질을 투여했습니다. 그 즉시 난소 물질은 종양을 재발시켰습니다. 그것은 제가 처음으로 경험하는 것이었습니다. 곧바로 종양이 커나가기 시작했습니다. 그런데 그때 옥도를 조금 투여하면 종양이 파괴되어 더 자라지 못한다는 것을 알게 되었습니다. 그래서 5개월 동안 루골액(편도선 따위에 바르는 약)을 투여한 후에 다른 물질을 투여하면서 종양이 다시 재발하는가를 관찰했습니다. 아무 것도 발생하지 않았습니다. 지방을 주었더니 즉시 종양이 재발하기 시작했습니다. 그러니 지금이라도 의사들이 하려고 들면 종양을 재발시킬 수가 있습니다. 종양이 재발할 수도 있으나 의사들이라면 억제를 시킬 수 있습니다.

치료법에다 옥도를 조금만 보태어도 종양은 재발할 수가 없습니다. 이러한 관점에서 제가 처음으로 시험을 해본 환자는 다음에 소개를 해드릴 비트리스 샤프 부인입니다. 이분은 두번째이고 세번째의 환자도 있습니다. 그리하여 옥도를 투여해야 한다는 것을 알게 되었습니다. 그러나 각자가 다 다르게 반응을 하기 때문에 과학적으로 연구를 해야 한다고 생각하게 되었습니다.

마켈 씨 : 밀레이 박사가 이점에 대하여 알고 계시는지 물어봐 주십시오.

페퍼 의원 : 이 환자에 대하여 알고 계십니까?

밀레이 박사 : 제가 그 환자를 거슨 박사에게 보내어 테스트를 하게 했습니다. 왜냐하면 수년 전에 박사께서 나와 필라델피아에 계시는 유명한 흉곽외과의 찰스 바일리 박사에게 그러한 이야기를 했기

때문이었습니다. 그때 거슨 박사는 뉴욕의 시뷰 병원에 계셨습니다. 저는 그가 다루고 있던 결핵성 환자들을 보러 갔었는데 그 결과들이 대단했습니다. 기관지 흉곽 관상기관 환자들이 있었는데, 그 병들은 나을 방도가 없는데도 다 치료가 되었습니다. 그때 거슨 박사가 그 요법을 악성 질환에도 사용해 볼 만하다고 말했습니다. 바일리 박사와 저는 그것은 너무 환상적이 아닐까 하면서 회의적인 미소를 보내었습니다. 그래서 제가 본 가장 나쁜 환자를 그에게 보내었는데, 그분이 바로 플레밍 부인이었습니다.

그 부인은 대개 3개월에서 5개월 정도로 살 수가 있을 것이라고 믿어졌는데, 그와는 달리 지금도 살아 있습니다. 종양은 최소한 만져지지 않을 정도로 사라졌습니다. 종양이 다시 나타날는지는 모릅니다만, 적어도 현재는 옛날의 흔적이 없습니다. 적어도 저 부인에 관한 한 그렇습니다. 부인의 체중도 많이 늘었습니다.

거슨 박사 : 20파운드나 늘어났습니다.

밀레이 박사 : 부인의 동생이 계속 보고를 해오고 있는데 부인의 병세가 줄곧 호전되어 왔으며 지금은 대단히 좋다고 합니다. 그 일이 발생한 것이 꼭 2년 전이었습니다. 재발을 하려면 벌써 일어났어야 했는데 지금까지는 그렇지가 않습니다. 우리는 알지 못합니다. 다만 계속 관찰을 하고 있습니다. 적어도 그 부인은 지난 2년 동안에 좋아진 게 분명합니다.

페퍼 의원 : 플레밍 부인, 와 주셔서 대단히 고맙습니다. 그리고 박사님, 또 있습니까?

다섯번째 환자

거슨 박사 : 비트리스 샤프 부인입니다.

샤프 부인 : 롱아일랜드 230가 135-53번지에 살고 있습니다.

거슨 박사 : 3년 전에 첫 수술을 받았습니다.

샤프 부인 : 1940년이었습니다.

거슨 박사 : 1940년이라고요? 그럼 6년 전이었군요. 어디에서 수술을 받았습니까?

샤프 부인 : 저지시에서 받았습니다.

거슨 박사 : 저지시요? 그리고 2년 후에 유방에 재발했습니다. 유방 제거 수술을 받았습니다. 그런데 몇 년 후였지요? 한 2년 뒤였던가요?

샤프 부인 : 글쎄요. 아마 1941년에 재발했을 겁니다.

거슨 박사 : 메모리얼 병원에서 수술을 받으셨던가요?

샤프 부인 : 메모리얼 병원, 그렇습니다. 거기에서 치료를 받았습니다. 1942년에 다시 병원에 가서 라디움 치료를 받았습니다. 1943년에는 엑스레이 치료를 받았고, 1944년에 의사들이 제가 더 치료를 받을 수 없다고 했습니다. 그게 의사들이 저에게 할 수 있는 전부라고 했습니다.

거슨 박사 : 집으로 돌려보내졌지요.

페퍼 의원 : 메모리얼 병원에서 부인의 암과 합병증에 대해 쓴 편지가 있는데, 1944년 9월 27일자입니다. 그 내용은 이러합니다.

뉴욕 파크애버뉴 815번지에 계시는 막스 거슨 박사의 요청에 의하여 작성합니다.

환자의 이름 : 베아트리스 샤프.

환자의 주소 : 롱아일랜드, 로렐톤, 230가, 135-53번지.

입원 : 1941년 9월 8일 흉곽외과

퇴원 : …………

진단 : 1941년 9월 8일에 유방치료소에서 처음으로 검사를 했는데 재발의 흔적은 없었으나 왼쪽 쇄골에 커다란 덩어리가 있었음. 1941년 9월에 라디움 치료를 했는데 격일로 6만 내지 8만 밀리그램을 쏘였으며 덩어리가 매우 작아졌음. 1942년 9월에 왼쪽 목부위에 결절이 발견되었음. 거기에도 6만4천 밀리그램의 라디움 치료를 하여 완치시켰음.

1943년 7월까지 질병은 정지상태. 그리고 왼쪽 가슴벽, 상처의 부위와 그 상처의 중간 부위에 많은 소결절이 발생. 결절 부위의 낮은 전압의 엑스레이 요법 실시. 왼쪽 가슴 앞뒤쪽에 1500r의(500r씩 세 차례)엑스레이 요법 실시. 이 요법을 마친 뒤에 다시 왼쪽 가슴의 전반부의에 400r을 두 차례씩 1944년 7월까지 실시. 그때 목 부위에 혹이 재발한 것이 발견되었음. 예전에 라디움 치료법을 실시했던 인접 부위이기 때문에 엑스레이 요법이 효과가 없는 것으로 사료되었음.

최종적으로 알게 된 상태는 …….

프랑크 아데어
주치의, 흉곽과

거슨 박사 : 엑스레이 사진들이 커다란 결절들을 보이고 있습니다. 그곳이 왼쪽 폐, 상엽의 상반부인데, 대쇄골샘에 큰 결절들이 있습니다. 그 혹들이 곧 사라졌습니다. 어떤 사진들에서는 이들 결절과 종양

이 보이지 않습니다. 그러나 이 사진들을 보면 그렇지도 않습니다. 여기에는 흔적이 보이지요. 그리고 난소 치료를 하느라고 난소를 죽였기 때문에 격렬한 갱년기 반응이 나타났습니다. 부인은 그 고통을 견딜 수가 없었습니다. 할 수없이 부인에게 난소용 약을 한 알씩 주기 시작했습니다. 그러니까 하루에 5그레인 (형량 단위 : 1그레인은 0.0648그램)짜리 한 알씩 주었습니다. 하루에 3알이나 4알씩 주어보지는 않았습니다. 사실은 그렇게 주는 것이 정상입니다. 그런데 3주일 동안 한 알씩 투여했더니 암덩어리가 다시 나타났습니다. 샘에 암이 도졌습니다. 그리고 다른 쪽에도 종양이 재발했습니다. 여길 보십시오. 다른 쪽에 샘종양이 재발했습니다. 왼쪽 부위에만 종양이 나타난 것이 아니라 오른쪽에도 나타났습니다. 다시 처음의 요법을 시행했습니다. 3주일 안에 모든 샘종양이 사라졌습니다. 완전히 없어져 버렸습니다. 그런 후에 6주일 동안 옥도를 투여했습니다. 그리고 난소 재생 물질을 더 주었습니다. 두 배를 투여했습니다. 뒤에는 세 배나 투여했습니다.

그리고 스틸베스트롤 (stilbestrol 여성 호르몬의 일종. 폐경기 증상치료제)을 투여했으며, 프레마린(premarin 여성 호르몬의 상품명. 임신한 암말의 오줌 등에서 추출)도 투여했습니다. 그런데 암이 나타나지 않았습니다. 그래서 발암 물질을 투여해 보았습니다. 다른 환자들에게도 그 물질을 써서 암을 형성시킨 후에 다시 사라지게 해보았던 그대로였습니다. 이번엔 달걀의 노른자를 날 것으로 주었습니다. 우리들은 이 달걀의 노른자가 발암 물질이라는 것을 알게 되었습니다. 그전에 이 노른자 때문에 세 사람의 환자가 죽어 가는 것을 보았습니다. 저는 그들에게 노른자는 조금밖에 주지 않았는데, 즉 하루에 노른자의 반을 주었을 뿐인데도, 그 환자들은 그것 때문에 죽어버렸던 것입니다. 이들 실험으로 환자들이 초기에 받았던 치료법에 대한 반응이 다음에도 꼭 나타난다는 것을 알게 되었습니다. 두 번, 세 번씩 재현을 시키면 어떠한 반응이 일어나는지는 알 수가 없습니다.

이제 그 환자에게 달걀을 한 온스 가량 먹이고, 다음엔 버터를, 그리고는 달걀의 노른자를 많이 먹여보았으나 암이 나타나지 않았습니다. 이러한 실험을 해오는 동안, 그러한 반응이 나타나는 것은 처음이었습니다.

페퍼 의원: 그러면 그것이 악성이 아니었다는 뜻인가요? 그 편지의 의미는 악성으로 자라고 있다는 뜻인가요?

거슨 박사: 그렇습니다. 재발한다는 뜻입니다. 그 의학적 보고는 두 경우 모두 악성이라는 것을 의미하고 있습니다.

샤프 부인: 그러한 뜻입니다.

거슨 박사: 폐경은 없어졌으며 이제는 월경이 나오고 있습니다.

페퍼 의원: 샤프 부인, 부인의 질병에 대해 설명을 좀 해주시겠습니까? 거슨 박사의 치료법을 받은 후 경과가 어떠했습니까? 거슨 박사의 치료법에 대하여 설명해 주십시오.

샤프 부인: 1940년에 유방 절제 수술을 받았는데 1941년 목에 종양이 발생하여 다시 메모리얼 병원에 가서 치료를 받았습니다. 1942년에 다시 병원에 갔습니다. 그뿐만 아니었습니다. 1943년, 1944년에도 병원에 갔습니다만 더 치료할 방법이 없었습니다. 그때에 카이로프락틱사가 거슨 박사를 소개하였습니다. 저는 박사님을 만나 보아도 손해볼 것이 없으리라 믿었습니다. 그 때 저의 머리는 너무 뻣뻣하여 목을 움직일 수도 없었습니다. 거슨 박사님의 치료를 받기 시작한 지

3주일이 지나자 종양이 사라지기 시작했습니다.

페퍼 의원 : 병이 무엇이었다고 했었지요? 목에 종양이 있었다고 했나요?

샤프 부인 : 예, 그랬습니다.

페퍼 의원 : 거슨 박사의 치료를 받기 시작한 지 3주일 후부터 그 종양이 사라지기 시작했다고 했습니까?

샤프 부인 : 맞습니다.

페퍼 의원 : 그리고 그것이 완전히 없어졌습니까?

샤프 부인 : 예, 그랬습니다.

페퍼 의원 : 그런 후에 통증이 더 없었습니까?

샤프 부인 : 그 후론 계속 사업을 하고 있습니다.

페퍼 의원 : 부인은 거슨 박사의 치료로 완전히 회복이 되었다고 믿습니까?

샤프 부인 : 예, 절대로 입니다.

페퍼 의원 : 밀레이 박사님, 샤프 부인의 경우에 대하여 말씀 좀 해 주시겠습니까?

밀레이 박사 : 제가 저 부인을 처음 보았을 때에는 종양이 좀 남아 있었습니다. 거슨 박사는 종양이 수그러져 간다고, 그 종양이 약간씩 점점 작아져 간다고, 그리고 그때부터는 더 뚜렷이 없어져 갈 것이라고 아주 열심히 설명을 했습니다. 저는 거슨 박사가 약간 지나치지 않나 하고 생각했습니다. 그런데 그로부터 6개월 내지 8개월이 지나자, 제가 처음 부인을 본 이후로부터 말입니다만, 거슨 박사의 말이 맞다는 것이 증명되었습니다. 부인에게 다시 암이 재발할 흔적은 절대로 보이지 않고 있으며, 확실히 건강은 회복되었다고 임상학적으로

말할 수가 있습니다.

다른 진술과 평론

페퍼 의원 : 거슨 박사님, 다른 환자들, 보통 암 환자라고 부르는, 그런 환자들에 대하여 더 말씀하실 것이 있습니까? 그러니까 환자들이 종양이 자라고 있다고 믿고 있는, 일반적인 암 환자들 말입니다.

거슨 박사 : 암이 재발한 경우의 환자들이 있습니다.

페퍼 의원 : 우리들이 일반적으로 암 환자라고 부르는 경우겠지요?

거슨 박사 : 그렇습니다. 암이라고 합니다.

페퍼 의원 : 그 부인의 경우와 같은 것입니까?

마켈 씨 : 이 모든 환자들은 암 환자들입니다.

거슨 박사 : 척수암 환자는 예외입니다. 이 환자는 전이가 되지 않았습니다. 다른 환자들의 경우엔 모두 전이가 되었었는데, 전이가 일어나면 의학계에선 어쩔 수가 없다고 믿고 있습니다.

페퍼 의원 : 박사님의 치료법으로 몇 사람이나 치료를 해보았고, 그 중에서 몇 분이 완치가 되었습니까?

거슨 박사 : 30% 정도는 치료가 되었다고 할 수가 있습니다. 그런데 그 모두 다 희망이 없었던 환자들이었습니다. 피부암이거나, 초기의 암 환자라면 고치기가 아주 쉽습니다. 피부암이라고 하더라도 뼈 속에 파고드는 기초 세포 악성 종양이라면, 의료계에서는 치료가 불가능하다고 보고 있습니다. 김슨 씨의 경우가 그러한데, 그의 엑스레이 사진을 보면 그 종양이 두개골 깊숙이 파고 들어가 있습니다. 하우에 교수는 그것을 보고 대단히 놀라워했습니다. 그 종양은 뼈속으

로 파고들었는데, 이제는 흔적밖에 남지 않았습니다.

페퍼 의원 : 박사님이 치료한 환자 중 30% 정도는 고쳐졌다고 하셨습니까?

거슨 박사 : 그렇습니다. 그 점에 대해서는 밀레이 박사님과 말씀하시길 바랍니다. 제가 말씀을 드리면 남들이 침소봉대를 한다고 생각할 수가 있으니까요. 저는 오히려 숫자를 낮추어서 말씀드리겠습니다. 그게 훨씬 더 나을 것입니다.

페퍼 의원 : 밀레이 박사님, 박사님께서 거슨 박사님의 치료법에 대하여 간략하게 말씀해 주실 수가 있겠습니까?

마켈 씨 : 의원님, 의원님께서 허용하신다면 밀레이 박사님께서 모든 것에 대하여 기록을 남기기 위하여 진술을 하시려고 준비하고 계십니다.

페퍼 의원 : 박사님께 한 가지 질문이 있습니다. 혹시 그 일을 위하여 국가에서 지불해야 할 예산이 필요하십니까?

거슨 박사 : 저는 예산이 있었으면 합니다. 제가 개인적으로 쓰기 위해서가 아니라 연구를 위해서입니다.

페퍼 의원 : 박사님 개인을 위해서가 아닙니다. 이 안이 별로 마음에 들지 않으십니까?

거슨 박사 : 아닙니다. 모든 의사들은 연구를 위하여 돈이 필요합니다. 의학계에서 가장 중요한 것은 암입니다. 물론 저는 이 안에 찬성합니다.

마켈 씨 : 그렇습니다. 그게 맞습니다.

페퍼 의원 : 좋습니다. 그러면 밀레이 박사님께서 말씀해주십시오.

뉴욕에 사는 밀레이 박사의 진술

밀레이 박사 : 페퍼 의원님, 이 안을 발의하신 데 대하여 축하드리고 싶습니다. 이 안은 놀라운 것이며, 저는 진심으로 지지합니다. 여기에 모인 우리들 모두는 같은 목표를 지향하고 있다고 저는 믿습니다. 물론 우리 모두는 암에 대하여 접근하게 된 경위나 생각들에는 차이가 있겠습니다만, 페퍼 의원님, 우리들 모두는 의원님을 지지하고 있습니다. 우리들의 논쟁은 국민에게 좋은 일을 하자는 데에 있으며, 의견에 심각한 차이도 없습니다.

거슨 식이요법은 암의 문제에 새로운 접근 방법을 제시하고 있다고 믿습니다. 우리들은 실험을 통해 식사가 절대적으로 암에 영향을 준다는 것을 알게 되었습니다. 그것을 실증[4]하기 위하여 많은 실험을 하였습니다. 저는 진술을 통해 간략히 설명 드리겠습니다.

거슨 박사는 식이의 내용이 특별히 어떠한 것으로 이루어져야 한다고 말하지는 않고 있다고 저는 생각합니다. 거슨 박사의 식사법은 아주 무해한 것들로 이루어집니다. 소금과 지방은 적게, 동물성 단백질과 짙은 탄수화물도 적게 취하라는 것입니다. 그리고 생간 추출물의 주사를 자주 맞고, 일반의 식사에서 부족한 미네랄과 비타민을 적당량씩 먹으라는 것입니다. 일반 식사는 주로 많은 양의 신선한 과일과 채소로 이루어져야 하며 육류, 우유, 술, 통조림이나 병에 든 식품을 배제하라는 것입니다. 담배는 어떠한 종류의 것이든 금연을 해야 합니다. 식사를 하면 그것은 연소가 되어 알칼리성 회분이 되는데, 대체

---

4) "의심할 여지가 없이 현재로서는 어떠한 음식이, 또는 어떤 음식들을 같이 취한다고 하여 인간의 암을 일으키는 데 특별히 영향을 준다는 증거가 없다." 미국 암협회의 진술.
1957년 7월 8일자

로 여러 사람들에 의하여 영양학상 좋다고 승인되고 발견되어진 먹거리들로 합쳐져 있습니다. 사람들이 먹는 식사의 내용이 자연이나 토양에 가까울수록, 나무에서 따온 과일이나, 밭에서 거두어들인 신선한 채소 등으로 이루어져 자연에 가까운 것일수록 건강에 좋다고 말하는 것은 합리적입니다. 루돌프 켈러 박사가 기초 생화학 검사를 한 결과 전기화학 반응으로 암 환자의 경우엔 전체의 신진대사가 아주 쉽게 변화된다고 했습니다. 거슨 박사의 식사에 대한 초기 연구는 상세하게 이루어졌는데, 10명의 암 환자의 경우 거슨 식이요법이 질병의 진행과 통증에 좋게 영향을 미치고 있다고 예를 들어서 증명을 하고 있습니다.

암문제에 대한 이 새로운 접근은 기초적인 면에서 중요한데, 이 접근법이 암을 체계적인 질병으로 다루는데 있어서 처음으로 나온 확실한 방법이기 때문이며, 암은 전 인체의 비정상적인 화학 작용에서 발생한다는 것입니다. 지금까지의 암치료에 대한 노력은 인체의 비정상적인 화학 작용이 암을 유발시킨다는 것은 고려하지 않고 암의 성장을 근절시켜야 한다는 이론에 근거하여 수술, 엑스레이 치료, 방사선 치료에 매달려 왔습니다. 수술이나 엑스레이 치료, 방사선 치료로 암치료에 성공을 거두지 못하는 이유는 암이 인체의 비정상적인 화학작용에서 일어나기 때문이며 그 화학 작용은 암이 발생하는 부위와는 거리가 먼 기관들에 의하여 이루어지기 때문입니다. 거슨 식이요법은 이러한 비정상적인 인체의 화학 작용을 정상으로 회복시켜 보려는 고무적인 시도입니다.

어떠한 암치료법이든 부분적으로나 전체적으로 성공을 거둘 수 있다고 판단이 나기 전에는 극복해야 할 절대적인 어떤 문제들이 있는

데, 그러한 문제들은 현재에 수술이나 방사선 치료, 또는 엑스레이 치료법으로는 극복이 되지 않고 있습니다.

펜실베이니아 의과대학에서 오랫동안 암 환자들에 대하여 조사를 해왔는데 암 환자로서 수술, 방사선 치료, 엑스레이 치료법을 받지 않은 환자가 이와 같은 치료를 받은 환자들보다도 수명이 더 길다고 합니다. 전기 수술을 받은 환자들은 예외라고 합니다. 다시 말씀드리면 전기칼에 의하여 수술을 받은 환자들은 수술이나 방사선 치료, 엑스레이 치료를 받지 않은 환자들만큼 살았다는 것입니다. 이 전기칼 수술을 받은 후에 방사선 치료나 엑스레이 치료를 받으면 그러한 치료를 받지 않은 환자에 비하여 훨씬 더 나쁘다는 것입니다. 이것은 일반적으로 받아들여지고 있는 결론은 아니며 지도적인 암전문가 사이에서는 계속 논쟁거리가 되고 있습니다. 현재 암을 치료하는 데 이용되고 있는 일반적인 방법들은 그에 대한 제안자들이 생각했던 만큼 효과가 나타나지 않아서 우리들로선 선뜻 믿기가 어렵습니다.

저희들은 암 환자에 대하여 해야 하는 중요한 문제들을 해결하기 위하여 두 가지의 새로운 접근법을 마련했습니다. 다시 말씀드리면 모든 종류의 암 환자들에게 우리가 할 수 있는 최선을 다하자는 것이며, 장기간 연구를 할 수 있는 문제를 제기하는 것인데, 뒤의 것은 의미 심장합니다.

1) 통증의 제거는 마취성의 약품을 사용할 때에만 가능한데, 그 약을 장기간 투여하면 환자는 심신 공히 해로워집니다. 저의 견해로서는, 이 문제는 현재 이용하고 있는 다른 어떠한 요법보다 거슨 식이요법에 의하면 더 크게 해결이 됩니다. 암으로 통증이 심했던 환자들이 이 치료법을 실시하면 거의 90%의 환자들이 확실히 통증에서 벗

어난다는 것을 관찰할 수가 있었습니다.

2) 거슨 식이요법을 취하면 암의 진행이 분명히 늦추어집니다.

3) 거슨 식이요법을 따르면 많은 경우에 있어서 원래의 악성 종양의 크기가 작아진다는 것을 관찰할 수가 있었습니다.

4) 전이가 줄어들거나 원래의 종양에서 나타나 2차적으로 전이된 암이 있었던 환자들의 경우에서도 그 전이된 결절들이 뚜렷하게 사라지는 예가 많았습니다.

5) 암으로 짓물러진 부위에 심한 발열이 생겨 고름을 형성시키는 것을 제어하는데, 이 상황이 암 환자를 죽이는 중요한 원인 중의 하나입니다. 소위 2차 감염은 식이치료법과 약간의 투약으로 없어집니다.

6) 많은 암 환자들에게 나타나는 오심(메스꺼움)이나 구토 등의 악화 중독 증상이 약간의 투약으로 누그러집니다.

7) 암덩어리 때문에 짓물러져서 일어나는 출혈이 죽음을 일으키는 원인이 되기도 합니다. 이 출혈을 막으려면 원래의 암종양이 더 퍼지지 않거나 작아지거나 전이가 줄어들어야 합니다. 거슨 식이요법을 하면 중요한 혈관에 있는 암종양이 더 잠식하지 못하게 하여 출혈을 막아줍니다.

8) 일반적인 쇠약, 특히 체중의 감소가 거슨 식이요법으로 회복이 됩니다. 그 결과로 전에는 쇠약해졌던 환자들이 다시 정상대로 일을 할 수가 있게 되었습니다.

페퍼 의원 : 환자는 거슨 치료법으로 체중을 잃게 됩니까?

밀레이 박사 : 그 식이요법에는 동물성 단백질이 매우 적으며 처음에는 일시적으로 체중의 감소가 일어나는데 그 이유는 일반적으로

소금을 제한시킴으로써 수분이 감소되기 때문입니다.[5] 제가 생각하기에는 무염식은 암덩어리에 둘러싸여 있는 젤리(굳어진 것)를 줄이는 데 큰 역할을 하는 것 같습니다. 이것은 대단한 발견으로 거슨 박사의 여러 치료법 중의 하나이며 부기를 빼는 것으로 알려져 있습니다.

9) 항상 암 환자의 사기를 유지시키는 것은 중요한 일입니다. 각 암 환자에게 있어서 상기한 8가지 문제 중 한 가지나 또한 몇 가지가 해결이 되면, 그 환자가 희망을 가질 수 없는 경우든 희망이 있는 경우든 간에, 사기가 굉장히 고취되어 한두 가지 문제가 더 해결되도록 해야 합니다. 이것이 생각해 봐야 할 인도적인 길입니다.

다음에는 암 예방의 차원에서 극복시켜야 할 문제를 생각해 봐야 합니다. 저의 의견으로 적절한 방법은 다음과 같습니다.

1) 여러 가지의 암을 일으키는 여러 원인들의 발견.

2) 인류에게 빠른 시일 내에 암의 원인으로 알고 있던 사항을 불식시키고, 암의 근본적인 원인과 식이요법의 중요성을 알리고 그 이로운 점을 알려서 현실화시켜 나가는 것.

이제까지 암의 원인을 결정하기 위해 여러 가지 접근법이 있어 왔습니다. 예를 들어서 거슨 식이요법은 암 환자들에 대한 임상적인 관찰을 통하여 가장 확실한 치료법이 되어간 것입니다. 이 지식에서 득을 보기 위해서는 뛰어난 전문가들이 과학의 현대적인 기구를 동반하여 암 환자와 암에 걸린 동물들에 대한 부수적인 생화학적인 연구를 대단히 많이 해야 합니다. 이 일을 하고 있는 훌륭한 기관들이 많

---

5) "우리가 흥미를 가졌던 다른 환자는 뼈종양으로 다리를 절단한 어린 아들을 부모가 거슨박사에게 데리고 온 것입니다. 그 소년은 거슨병원에 오래도록 머물렀었는데, 심한 영양실조에 걸려 집으로 되돌아 갔다는 것입니다." 미국 암협회의 진술서. 1957년 7월 8일자

이 있습니다. 그 중에서도 뛰어난 기관들은 필라델피아의 랑케나우연구소, 메릴랜드주 베네스다의 국립건강연구소, 록펠러 연구소 등 대단히 많이 있습니다.

현재 생물학적이나 생화학적으로 대단히 특별한 이 작업을 칭찬할 정도로 적용하고 있는 암치료 병원은 없습니다. 그 병원들은 수술, 방사선 치료, 엑스레이 요법 등이 잘 알려진 정통적인 암치료법이긴 하나 전혀 성공률이 없으므로 거기에다 이 놀라운 근본적인 방법을 접목시킬 수 있도록 용기를 주어야 합니다.

의학의 역사에는 비극적인 실수가 많았는데 기초적인 원리를 발견했을 때와 그것을 실용화시켜 인류에게 혜택을 주기 시작한 때와는 경과 기간이 길었던 것이 그것입니다. 하메트씨가 쓴 최근의 기사('사이언스'지 Vol. 103. 2685. 714쪽)를 인용하면 다음과 같습니다.

"오늘날 암연구에서 만큼 지체하여 불행을 초래케 하는 분야는 아마 없을 것이다. 루스, 쇼우프, 콜레이, 비트너, 스트롱, 앤더본트, 그린, 그리네, 윌리암스, 테일러, 퍼스, 투움블리, 카우드리, 딜러, 바우덴, 비리, 스탠리, 와이코프, 쿠니츠 씨들이 쓴 종합적인 데이터나 다른 의사들에 의하면 암치료에 수술이나 방사선 치료법이 아닌 실제적으로 도움을 주는 길이 장래에는 분명히 있어야 한다고 했다."

새로이 개발된 방사성 인(燐)치료법은 피부암에만 효과가 있는 것으로, 체계적이며 근본적인 견해에서 보면 인체 내에서 발생하는 암치료에는 접근을 하지 못하고 있으나 암의 국부적인 치료에는 한 걸음 나아갔다고 보여집니다.

거슨 식이요법 속에 있는 암치료의 잠재력이 분명히 모든 암 환자들에게 효과가 클 것으로 보이기 때문에 이에 대한 연구가 최대한 이루어져 활용화시켜야 할 것입니다. 암치료와 예방에 대해 이 새롭고도 대단히 효과가 있는 요법을 연구와 임상 차원에서 동시에 광범위하게 실용화시키려면 이 작업을 해내는 데에 필요한 자금이 충분히 있어야 합니다. 거슨 식이요법이 암 환자에게 유효하게 적용되는 것을 보아온 몇몇 뛰어난 과학자들이 그 사실을 인정하여 서명을 한 진술서들을 여기에 동봉하는 바입니다.

그리고 장차 거슨 식이요법이 성공적으로 실천되어 나갈 것이라는 믿음에서 암을 정복해 나가는 데에 있어서 이러한 새로운 길을 개척하는 계획이 S.1875안에서 출발한다고 저는 믿습니다.

저는 거슨 박사를 1942년에 만났습니다. 그때에는 거슨 박사의 식이요법이 결핵에 유효하다는 사실에 흥미를 느꼈습니다. 그때 저는 찰스 바일리 박사와 함께 뉴욕에 있는 거슨 박사의 사무실로 찾아갔습니다.

찰스 바일리 박사는 필라델피아와 뉴욕에서 뛰어난 흉곽외과의로 알려져 있는 분입니다. 우리들은 거슨의 식이요법을 실천하여 놀라울 정도로 회복이 된 결핵 환자들을 볼 수가 있었습니다. 그때 거슨 박사께서 그의 식이요법을 암 환자에게도 적용시키면 효과가 있을 가능성이 있다고 저에게 말했습니다.

그것은 매우 환상적인 의도로 보여졌으나 곧 현실로 나타났습니다. 지난 4년 동안 지켜보았습니다만, 거슨 박사는 매우 정직하고 윤리적인 의사로서 치료 방법의 개량에 몰두하고 계십니다. 그 개량된 방법은 오랫동안 여러 가지 질병을 식이요법으로 치료했던 임상에서 나온 것입니다.

1946년 1월이래 저희들은 박사님께 여러 가지 기구들을 제공해 드렸는데 그것은 박사님께서 계획적으로 연구를 하시고, 또 그 연구의 결과를 다른 의사들이 볼 수 있게 하자는 뜻에서입니다. 글 결과는 대단히 고무적인 것이라고 저는 믿고 있습니다.

조지 밀레이 박사님께
고담병원 의료담당이사
뉴욕주 뉴욕시.

밀레이 박사님께
 지난 6개월 동안 여러 암 환자들이 거슨 식이요법으로 치료가 되어가는 것을 보았습니다. 모든 환자들이 식이요법으로 고쳐지는 것은 아니었지만 득을 보는 환자들의 경우는 놀라울 정도였으며 저희들이 기대했던 것보다는 훨씬 더 큽니다.
 저는 이 식이요법이 암 환자들에게 많은 효과를 줄 가능성이 있으므로 이 요법에 대하여 심도 있게, 그리고 폭넓게 연구를 해보아야 한다고 믿고 있습니다. 감사합니다.

1946년 6월 29일 뉴욕주 뉴욕시 21번지에서
의학박사 제임스 V. 리치 드림

조지 밀레이 박사님께
고담병원 의료담당이사,
뉴욕주 뉴욕시.

밀레이 박사님

저는 여러 악성 환자들이 거슨 식이요법으로 나아져 가는 것을 관찰했습니다. 그리고 저는 이에 대한 연구가 반드시 계속될 수 있는 기회가 주어져야 한다고 확신합니다. 감사합니다.

1946년 6월 27일. 뉴욕에서
의학박사 휴버트 S. 하우에 드림

조지 밀레이 박사님께
고담병원 의료담당이사,
뉴욕주 뉴욕시.

밀레이 박사님

저는 3년 동안 거슨 식이요법이 암 환자에게 미치는 영향을 관찰해 왔습니다. 조심스럽고도 깊이 생각한 결과 그 동안 많은 환자들이 그 식이요법으로 득을 보았다는 것이 저의 의견입니다. 이 치료법은 미해결의 암 치료에 대한 새롭고도 확실히 성공적인 접근법을 제공할 수 있을 것이므로 집중적으로 시험을 해보아야 할 것입니다. 감사합니다.

1946년 6월 28일 뉴욕에서
의학박사 아서 L. 워쉬번 드림

조지 밀레이 박사님
고담병원 의료담당이사,
뉴욕주 뉴욕시.

박사님께서 아시는 바와 같이 저는 거슨 식이요법을 악성 환자들에게 철저히 실천시켰는데, 특히 폐색전 환자들에게 그렇게 해 보았습니다. 몇몇 환자들은 종양이 현저히 줄어들었으며 다른 환자들도 임상적으로 좋아지고 있어서 크게 감명을 받고 있습니다. 분명히 여러 환자들에게 절대적으로 도움을 주고 있기 때문에 여기에 대한 연구가 계속되어야 한다고 확신하고 있습니다. 존경의 마음을 드리며, 감사합니다.

1946년 6월 27일 뉴욕에서
의학박사 찰스 P. 바일리 드림

페퍼 의원 : 좋습니다. 이 진술서들을 기록에 남기도록 하겠습니다. 거슨 박사께서 뉴욕에 사시는 하인리히 F. 올프 박사의 편지를 방금 주셨습니다. 1946년 7월 1일자 편지로 그 내용은 다음과 같습니다.

지난 7년 동안 저는 막스 거슨 박사님과 함께 사무실을 공동으로 썼습니다. 그동안 저는 거슨 박사님께서 거의 모든 환자들에게 식이요법을 처방하는 것을 보아왔을 뿐만 아니라 나중에는 저의 환자들에게도 그 식이요법을 처방해 보았습니다.

그 처방으로 어떤 만성피부병, 심장병의 일부, 위험스러웠던 고혈압 환자들 중 어떤 이들에게는 놀라운 정도로 좋은 효과가 나타났습니다. 혈압이 170에서 180까지 올라가서 고생을 하던 환자들 중에서 몇몇 사람들은 130으로 떨어져 멈추었으며 두통, 어지러움 등이 완전히 사라지게 되었습니다.

지난 3, 4년 동안 거슨 박사께서 양성의 악성 종양 환자들에게 식이요법을 적용하였는데 저는 특별히 주의 깊게 그 모든 환자들을 관찰하였습니다. 저는 환자들의 엑스레이 사진들을 보았으며 또한 관리를 하기도 했습니다. 그리고 그들이 병원에 올 때마다 거의 다 만나보기도 했습니다.

악성 종양 환자로서 처음으로 다녀갔던 분들 중에는 1942년도에 왔던 발드리라는 분이 있었습니다. 그는 목의 왼쪽에 종양들이 겹쳐 나 있었는데 수술을 받은 후에 종양이 폐로 전이되었으며 엑스레이 사진으로 그리고 기관지 내시경으로 그것을 관찰할 수가 있었습니다. 식이요법으로 치료를 받는 동안 그 종양은 사라졌으며 1년 전인 작년(1945년)에 확인을 해보았는데 재발되지 않았다고 했습니다.

1942년도에 그의 환자들 중에 편도선에 암이 발생하여 수술을 받은 후 방사선 치료와 엑스레이 치료를 받았는데, 그것 때문에 직경 2인치 정도의 궤양이 생겨버렸던 사람이 있었습니다. 그뿐만 아니라 목의 여러 샘들에 암의 전이가 일어나기도 했습니다.

식이요법으로 궤양이 사라지고 종양들도 매우 작아졌습니다. 일년 뒤에 그는 뉴욕에서 이사를 갔습니다. 그 후 즉, 두 달 전에(1946년도) 그가 죽었다는 사실을 신문에서 읽게 되었습니다.

그 후로 저는 여러 암 환자들, 원래의 암만을 가진 환자들과 그와 함께 전이를 가진 암 환자들을 관찰해 왔습니다. 암 때문에 S자 결장과 직장의 내강이 완전히 막혀서 인공 항문 수술을 받은 두 환자를 만나보게 되었습니다. 저는 그 환자들에게 인공 항문과 직장을 통하여 바륨 관장을 시켜 보았기 때문에 그들의 병세를 잘 알고 있습니다. 그중 H라는 분은 인공 항문이 완전히 닫혀지고 장이 정상으로 복원되었습니다. 다른 환자는 9개월 동안 치료를 받고 체중이 늘었습니다. 그 후 환자의 상태가 어떠한지를 재조사해 볼 기회는 없었습니다. 그런데 3주일 전에 그를 보게 되었습니다.

제 환자들 중에 위장암 환자가 있어서 거슨 치료법을 반년간 시켰었는데 지금도 잘 지내고 있습니다. 4주일 전에도 만나보았습니다.

거슨 박사의 환자 중 한 사람은 라미넥토미(laminectomy 척주 후궁 절제)수술을 받은 데다 악성의 내골수 종양으로 고통을 받았으나 수술을 할 수가 없어서 거슨 박사에게 오게 되었습니다. 그 여자는 7개월 전에 처음 보았을 때 팔이 마비가 되어 있었는데 그것까지 고쳐졌습니다. 그 분을 저는 2주일 전에 만나보았습니다.

거슨 박사의 환자 중에 악성 뇌종양에 걸려 있었던 환자를 4명 보았는데 그 중 한분은 다른 데에도 전이가 되어 있었습니다. 그 중에 2명은 현재 완전히 나았습니다. 나머지 두 명은 거의 실명이 되어가고 있었는데 반쯤 회복되었으며 암의 진행은 중지되었습니다.

유방암으로 수술을 받은 세 사람의 여자들을 보았는데 그들은 수술 전에 조직 검사로 악성임이 밝혀졌던 것입니다. 그들 셋 다 암이 재발하게 되었습니다. 그 모두에게 림프샘에 전이 종양이 일어났었으나 거슨 식이요법으로 다 사라졌으며 그중 한분에게는 국부적인 재발이 일어나기도 했습니다.

　암을 고치지 못한 환자들도 많이 있었습니다. 그러나 저의 견해로는 아무리 잘 보려고 해도 그들은 절대적으로 희망이 없는 환자들인데도 거슨 박사는 받아들였습니다. 저는 식이요법이 악성 종양 모두에 효과가 있다고 말하고 싶습니다.

　갑상선종 환자가 두 사람 있었는데, 그중 한 분은 고쳐졌습니다. 다른 한 분의 경우엔 종양이 1/3크기로 작아졌습니다. 맨 처음에 언급한 환자는 메모리얼 병원에서 악성으로 진단을 받았는데 거슨 치료법을 믿지 않았습니다.

　렉클링하우센이라는 환자는 얼굴에 섬유종이 있었는데 완전히 사라졌습니다.

　조그마한 수박만큼이나 큰 자궁암을 가졌던 환자는 엑스레이 사진으로 종양이 분명히 나타났었는데 치료를 받으면서 아주 작아졌습니다.

　이 진술에서 거슨 박사의 치료에 대해 총망라하여 요약하려고 하지는 않습니다. 이것은 그가 작성한 기록의 복사본이 아닙니다. 단지 제가 관찰한 사실을 간단히 보고 드리는 것이며 이에 대하여는 제 자신이 보증을 할 수가 있습니다. 저는 의도적으로 거슨 치료법에 대한 이론적인 근거에 대한 의문 속으로 들어가지 않으려 하며 단지 제가 관찰한 사실을 보고할 따름입니다.

의학박사 하일리히 F. 울프

페퍼 의원 : 여러분들이 하신 증언과 보고자들이 작성한 기록들에

대하여 조사를 하실 증언들은 내일 상원사무실 빌딩 249호실에서 할 수가 있습니다.

거슨 박사 : 스윙 씨가 출석하셨습니다.

페퍼 의원 : 레이몬드 그램 스윙 씨, 이 자리에서 이 안에 대한 일반적인 주제에 대해서, 아니면 이 안과 관련해서 무엇이든지 말씀해 주시겠습니까?

스윙 씨 : 저는 그저 비전문가로서 말씀드릴 수 있습니다.

페퍼 의원 : 물론입니다. 우리 나라 사람들이라면 누구든지 레이몬드 그램 스윙씨가 유능한 라디오 해설가의 한 사람으로서 대단한 능력을 가졌다는 것을 알고 있습니다.

스윙 씨 : 저는 이 안이 지적인 민주주의 사회에서 할 수 있는 가장 고무적인 표현 중의 하나라고 믿고 있습니다. 저는 이 안이 국회에서 만장일치로 통과되기를 바랍니다. 이 일은 영감에서 우러나온 것입니다. 저는 여기에 오기 전에 거슨 박사의 암환자들을 만나 보았다고 특별히 고백을 드리고 싶습니다. 그리고 저는 거슨 치료법에 대한 연구가 꼭 있어야 하며 또 그렇게 될 희망이 있다고 믿고 있기 때문에 마음이 따뜻하고 용기를 가지신 의원님께서 거슨 박사님과 그의 환자를 이 자리에 모신 것을 보고 매우 고무되어 있습니다. 정말 감사합니다.

페퍼 의원 : 스윙 씨 고맙습니다. 여기에 와 주신 것에 대하여 우리 모두 감사를 드립니다.

(그 후 거슨 박사는 위원회에 모습을 나타내지 않았다.)

1946년 7월 3일 수요일에 수백만의 미국인들이 ABC 방송을 통하여

레이몬드 스윙씨가 이야기하는 것을 듣게 되었다. 암으로 고생하는 사람들, 그의 가족들, 그리고 가장 살인자를 저주하고 두려워하는 모든 이들에게 그것은 믿기 어려울 정도로 희망에 찬 메시지였다.

"저는 저의 가치기준 선정이 옳다고 믿고서 오늘 밤 파리에서 외무부장관이 트리에스테(Trieste)[6]에 대한 협약을 이룬 일이나 워싱턴에서 벌어지고 있는 OPA(Office of Price Administration 가격정책소)[7]의 계속적인 위기나, 또는 트루만 대통령이 공갈단을 처치하는 홉스 법안에 사인한 일을 제쳐놓고 새로운 분야에서 암을 연구할 필요가 있다고 하여 어제 워싱턴의 상원 소위원회에서 가졌던 공청회에 대하여 말하고자 합니다. 우선 저는 현대 의학의 기본적인 덕목 중의 하나가 보수주의라는 것을 알고 있다는 것을 말씀드려야 하겠습니다. 의학 지식에 대한 서술과 적용에서 최상으로 신중한 보수주의가 없다면 의학의 완전성에 대한 확신이 가지 않을 것입니다. 그러나 의술의 실행에 있어서 반드시 보수적이어야 한다는 바로 그 이유 때문에 의학은 대담해져야 하며 끊임없이 도전적이어야 할 것입니다. 그렇지 않으면 의학은 발전을 할 수도 없고, 또 발전을 해야 함에도 불구하고 실제로는 발전을 하지 못하여 완전성을 잃게 될 것입니다.

현재 연방정부의 지휘하에서 암을 연구하는 데 필요한 1억 달러의 예산을 얻기 위하여 페퍼-닐리(Pepper - Neely)안이 국회에 상정되어 있습니다. 이 안에 의하면 정부가 원자에너지를 개발할 때에 보였던 그러한 열의와 규모로 암 연구에 임해야 하며 문제 해결에 필요한 충분한 자금을 배정하여 그 직무를 과학자들에게 맡기자고 합니다.

---

6) 트리에스테(Trieste) - 이태리 북동부 아드리아해 북쪽 끝에 있는 해항
7) 가격정책소(Office of Price Administration)

이것만으로도 위대한 민주주의를 선용하면 지성과 부를 창조할 수 있다는 본보기로서 방송을 할 만한 주제가 됩니다. 그런데 이 주제는 어제 소위원회의 청문회에서 있었던 예기치 않은 사건으로 우리들의 시선을 잡게 되었는데, 그 소위원회의 위원장은 페퍼 상원의원이십니다.

페퍼 의원은 현재는 뉴욕 시민이 된, 피난 온 의사 거슨 박사를 증인으로 초청했으며, 거슨 박사는 또한 5명의 환자를 연속적으로 증언대에 내세웠습니다. 그 다섯 명은 현재 만연하고 있는 여러 가지 기본적인 암들을 대표하고 있었으며 그들 각자는 각각 다른 암의 경우에도 거슨 치료법이 질병에 놀라운 효과를 보이고 있음을 신중하게 증언하였습니다. 그것은 대단한 것이었으며, 더욱 놀라운 것은 거슨 치료법이 주로 식사로 이루어지는 것이라는 데 있으며, 박사가 일생을 통하여 연구하고 실험하면서 개발해 온 것입니다. 거슨 박사가 암을 식사요법으로 치유했다고 말하는 것은 의학적으로는 허용이 되지 않습니다. 왜냐하면 치유 후 5년 동안 재발되지 않아야 그러한 말을 할 수가 있기 때문입니다. 거슨 박사는 식사요법으로 결핵을 위시하여 여러 가지 다른 질병들을 고쳐왔었는데, 암에 대한 치료를 하기 시작한 것은 4년 반에 지나지 않기 때문입니다.

현재 저는 거슨 식이요법이 암의 치료법이라고 말하지는 않겠습니다. 그 식사법은 놀라운 결과들을 가져왔습니다. 그 식사법으로 실패를 본 경우도 있기 때문에 아직은 완전하다고 할 수는 없습니다. 이 치료법을 엄격하고도 신중한 의학계에서 수용하여 이용하자고 제안하는 것도 아닙니다. 의학계에 새롭고도 뚜렷이 효과가 있는 방법이 소개될 때마다 그것을 제안하는 국외자나 심지어는 의사들까지도 강렬한 최고 수준의 것을 제시하길 바라며 또한 거기에 너무나 큰 것을 기대하려고 합니다. 그러나 현재 우리 나라에서 암을 앓고 있는 40만 명[8]의 환자들 중에서 최소 몇 명이라도 고쳐낼 가능성이 있는 방법을 제시한다면 그것은 아무리 신중하게 처리한다고 해도 대단한 뉴스거리임에는 틀림이 없을 것입니다.

현재 진행되고 있는 암에 대한 연구가 그 필요성을 충족시켜 왔더라면, 암 연구에 1억 달러의 예산을 책정하자는 페퍼-닐리안은 제안을 할 필요가 없었을 것입니다.

… 저는 이 일에 대하여 조심스럽고 추상적으로 표현하고 있기 때문에 어제 페퍼위원회의 공청회에서 느꼈던 충격과 환희를 여러분들에게 충분히 전하지 못하고 있는 것 같습니다. 추상적이나마 여러분들에게 한 가지 알려드리고 싶은 화학과 식사, 비타민과 의학상 다른 요인들에 대하여 얘기들이 있었다는 것입니다.

그리고 다시 알려드리고 싶은 것은 어제 위원회에서 만난 17살 난 소녀에 관한 것입니다. 그는 뇌 근저에 종양이 발생하였으나 수술을 할 수가 없었으며 마비가 일어났습니다. 그런데 어제 그는 남의 도움을 받지 않고 증인석으로 걸어갔으며 또렷이 자신의 병과 치료에 대하여 증언을 했습니다. 한 건장한 남자가 있었는데, 그는 군에서 상사로 근무했으며 역시 뇌 근저에 악성 종양이 발생하여 고생을 했는데, 수술을 받은 후에 다시 심도 엑스레이 치료법을 권유받았으나, 그 치료법이 뇌에 위험하다고 믿어서 부인이 거절을 했습니다. 어제 그는

---

[8] "1959년에 70만 명 이상의 암환자가 치료를 받고 있으며 45만 명의 새로운 환자들이 발생하리라고 보아진다. 현재 미국인중 4000만명, 그러니까 4명중 1명은 결국 암으로 죽어갈 것이다." 미국암협회 발간. 1959년 「암의 실상」에서.

그 자신이 과시한 것처럼 건강의 표상이었습니다. 그는 그의 놀라운 회복에 대하여 정말 자연스럽게 자랑을 했습니다. 유방암이 번져서 고생을 했던 부인이 있었습니다. 어제 그 부인은 건강했으며 평정과 확신을 나타내 보였습니다.

이와 같이 회복이 된 몇몇 환자들만으로는 결코 의학계의 견해에 영향을 줄 수가 없습니다. 그러나 그것은 모두가 증명이 된 사실들이지 결코 요행으로 일어난 것들은 아니므로 이러한 사실들이 고려되어져야 합니다.

그리고도 언급할 만한 환자들이 많이 있습니다. 의학에 대한 연구사업이 이러한 사실들을 포착하여 모든 희망적인 방향을 최종적이며 신중한 결론으로 유도해야 할 것입니다.

따라서 페퍼-닐리안을 지지하는 사람들은 지금 암에 대하여 성공적으로 대처할 방법을 찾지 않으면 이 나라에 살고 있는 수많은 사람들이 암으로 죽게 될 것이라고 주장할 것입니다. 만일 죽음의 질병에서 비켜나갈 수만 있다면, 미국으로서는 1억 달러쯤이야 큰 돈이 아닙니다. 동 법안의 주장자들은 거슨 식이요법이 연구해 보아야 할 가장 바람직한 분야라고 추천할 것입니다. 그 요법은 비록 숫자는 적지만 이미 놀랍고도 도전적인 결과들을 성취하였기 때문입니다.[9]

---

9) "거슨 박사가 증언을 했을 때 그는 여전히 뉴욕의 고담병원에 근무하고 있었다. 현재 그는 어떠한 병원에도 나가지 않는다. 한때는 그가 조수들에게 그의 암치료법을 실천하도록 지시를 할 수가 있었다. 그러나 현재는 그러한 조수를 구하기가 불가능하다. 80이 다 된 나이에 그는 혼자서 일을 하고 있다. 30여년 동안 그는 암치료에 탁월한 결과를 얻었으며 그의 접근법은 아주 과학적이며 의사로서의 그의 자격은 최상이다. 그러나 그는 연구에 단돈 한 푼도 받지 못하고 있으며…… 거슨 치료법은 믿을 수가 있는 자연요법에 근거하여 생화학과 영양학에서 발견한 것인데도, 언제나 발표를 금지당하고 있다. 창시자는 언제나 격리된다. 의학지들은 그의 저서를 발간하려 하지 않는다." 나텐베르그 모리스가 쓴 '암 발표금지'에서. 시카고. 「리젠트하우스지」 1959년

거슨 박사가 히틀러가 등장하기 전에 독일 사회에서 논쟁의 대상자가 되었다면, 그는 탁월한 사람임에 분명합니다. 그는 결핵과 같은 질병을 식이요법으로 치료하는 방법을 실천하여 도전을 했기 때문에 논쟁의 대상이 될 수밖에 없었습니다. 거슨 박사는 브레슬라우에서 유명한 신경학자인 포에스터의 조수로 있었으며 유럽의 가장 위대한 의사 중의 한 분이신 자우에르브루흐 박사의 조수로서도 수년간 일을 했습니다. 피부결핵에 대한 자우에르브루흐 - 거슨 식이요법은 유럽 의학계에 잘 알려져 있으며 의학 서적에도 소개되고 있습니다. 거슨 박사는 자신의 편두통을 치료하기 위해 처음으로 식이요법을 개발하게 되었다고 페퍼위원회에서 증언했습니다. 그 뒤에 다른 사람들도 식이요법으로 치유를 시켰으며 그들 중에 피부결핵에 걸린 사람도 있었다고 했습니다. 거슨 박사는 바이마르공화국과 독일에서 식이요법의 권위자로 알려져 있었으며 그 당시 독일의 군에서 통조림 식품이 아닌 건조 식품을 채택하게 된 것도 거슨 박사의 주장을 따랐던 것입니다.

그러나 모든 희망과 약속, 그리고 흥분은 무로 끝나버렸습니다. 이 세계의 현재와 미래에서 걱정할 필요가 없는 건강의 새 생명으로 향하는 문을 열어주어 수많은 생명들을 구할 수 있을 법했던 페퍼-닐리안이, 오늘 잠겨진 문 뒤에 잊혀진 채 버려져 있습니다. 그것은 인간의 영원한 무지와 내일의 어린이들에게 비탄의 유산을 넘겨주는 데에 관하여 썩어진, 먼지 앉은 한 권의 성경으로 방치된 것입니다."

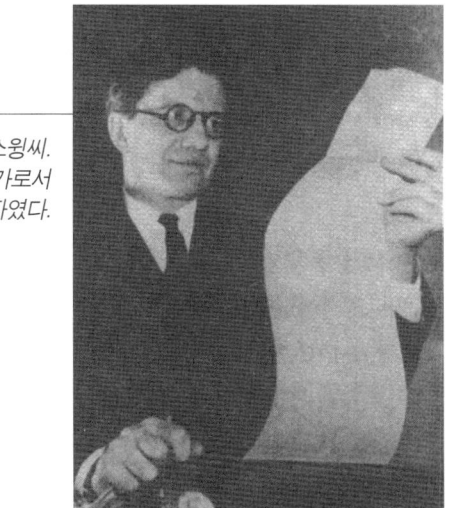

레이몬드 그램 스윙씨.
유명한 라디오 해설가로서
거슨의 환자였으며 옹호자였다.

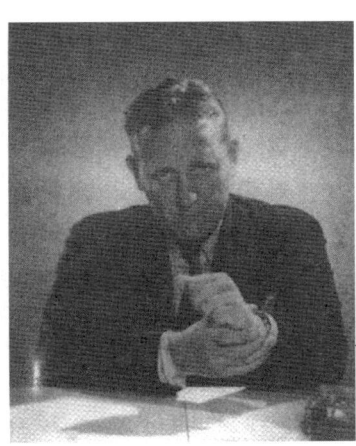

「죽음은 영광스럽지 않다」는 책으로
유명한 작가 존 군더 씨.
그는 이 책에서, 아들에 대한
거슨의 치료법을 기술했다.

9. 암의 정복자

이제야 처음에 암을 고치는 돌팔이 의사일 것이라는 본래의 이야기는 사실이 증명되면서 뒤엎어지게 된 것을 확신할 수가 있었다. 그는 개척자요, 개혁 운동가였으며 앞서가는 과학자였지 결코 돌팔이 의사가 아니었던 것이다.

그리고 그러한 확신과 함께 그 다 쓸데없는 짓이지 하는 야릇하고 편치 않은 감정에 휩싸이게 되었다.

거슨 박사가 미국인들에게 암과의 싸움에서 개발한 새롭고도 놀라운 무기를 보일 수 있었던 기회를 가진 이후 벌써 13년이란 세월이 흘러갔다.

그 때 미국인들은 어깨를 으쓱해 보이면서 그의 안을 받아들이지 않았으며 "더 이상 할 수가 없다"라고 노회(老獪)하게 설득하는 소리에 따라가 버렸던 것이다. "더 이상 할 수가 없다", 예언자가 오기는 했으나 이미 사라져버렸다.

하여간에 무덤들은 수술과 엑스레이 치료법을 받아 형편없이 된 무서운 폐물들로 채워져 갔는데, 이들 화상을 당하면서도 도살되어 간 희생자들은 병원에서 나와 희망을 잃고 절뚝거리면서 그들의 마지막 휴식처를 찾아가야 했다. 그들에게는 더 무엇을 해줄 수가 없었다. 환자들은 계속 검사를 받고, 그에 대한 비용으로 수표나 끊으면서 낡아빠진 고통의 외길을 걷다가 결국엔 죽어갔다.

거슨 박사는 이러한 사람들과 그리고 수많은 다른 사람들에게 희망의 길을 제시했던 것이다. 그는 그때에도 그 희망을 제시하고 있었는데, 나는 소위원회에서 마켈 씨가 진술했던 다음의 말을 잊을 수가 없었다.

"거슨 박사의 특수한 치료법을 계승해 나갈 후계자가 없는 상태에서 그분에게 무슨 일이라도 일어난다면 그것은 바로 재난입니다."

지금은 1959년, 거슨 박사는 이미 나이가 들었으며, 그 재난은 가까워지고 있는 것이다. 무의식적으로 나는 조사 업무에 박차를 가했다. 나는 한 순간이라도 나의 조그마한 노력이 즉각적이고도 극적으로 조직화된 의료계의 심장부를 변화시키거나 그들로 하여금 거슨 박사의 치료법을 의심하지 않고 믿게 할 수가 있다고 생각해 보지는 않았다.

다만 나는 다른 조사자들이 들어갈 수 있도록 대문을 열기 위한 쐐기를 박을 수 있게 되기를 희망했다.

워싱턴에서 돌아오자마자 거슨 박사는 대단히 유명하고도 긴 논쟁거리가 된 환자와 관계하게 되었는데, 그 환자는 잘 알려진 작가의 아들인 16살 된 존 군더 2세였다.

그 용감한 소년은 1946년 4월 29일에 머리에 난 오렌지 만한 크기의 종양 제거 수술을 받았다. 결과적으로는 그 종양이 계속 자라나 머리의 한쪽을 덮어버려 두개골의 커다란 부분이 열려 있게 되었다.

그것이 자라면서 거의 테니스공 만한 혹이 머리에서 불거져 나오게 되었다. 엑스레이 치료법을 하고 심지어 겨자 가스 주사를 놓기도 했으나 두뇌 종양에는 전혀 효과가 없었다. 재치 있고 유머 감각이 풍부하여 여러 사람들로부터 사랑을 받아오던 그 소년에게 희망은 전혀 없어 보였다.

군더 씨는 아들을 살리기 위하여 할 수 있는 것은 무엇이든지 결사적으로 했다. 그러나 32명이나 되는 의사들이 달려들었으며, 그 중에는 세계에서 가장 유명한 전문가들도 있었는데, 그들은 잘 알지도 못하는 종양이 계속 자라나고 있는데 대해선 속수무책이었다. 비극적이면서도 장엄한 저서에서, 존 군더 씨는 아들의 삶을 위한 영웅적인 투쟁과 고통을 이겨내가는 거의 초인적인 인내에 대하여 전하고 있다.

"그리하여 우리는 다른 방법을 찾으려 했다. 한 순간에도 그 일을 하지 않을 때가 없을 정도였다. 이른 여름에 레이몬드 스윙 씨가 막스 거슨이라는 의사에 관하여 놀라운 이야기들을 들려주었는데, 거슨 박사는 식이요법으로 놀랍게도 암을 중단시키며 다른 질병들도 고쳐낸다고 했다. 거슨 박사는 오래 전부터 거의 완벽하게 신임할 수 있는 의사지만 치료법이 정통적이 아니었다. 그는 미국의학협회지와 기성의료계의 막대한 권위를 가진 중요 인사들로부터 공격을 받아 왔다. 스윙 씨 자신이 거슨의 철학과 식이요법을 방송에서 크게 추켜세웠다고 하여 격심한 비난을 받기도 하였다는 것 등을 듣게 되었다.

나는 거슨 박사를 만나러 갔다. 거슨 박사는 종양, 심지어는 글리오마(glioma 신경교종)까지도 치료한 기록을 보여주었는데 완치가 된 것으로 보였다.

그러나 글리오마와 같은 심한 질병이 식사법과 같이 간단한 치료법으로 낫는다는 것이 믿어지지가 않았다. 그러면서도 그는 인간적으로 대단한 감명을 내게 주었다. 그는 특이한 체질의 사람으로, 대단히 많이 알고 있었으며, 많은 고통을 받았으며 또한 자신의 의견에 대하여 숭고한 신념에 차 있기도 한 그런 분이었다.

처음에는 주치의 트래거 박사가 거슨의 치료법에 대하여 맹렬히 반대를 했다. 그러나 쟈니가 너무나 빨리 나빠져 가고 있는 데다 식이요법 그 자체가 특별히 해를 주지 않을 것이라는 주장에 따라 그도 입장을 바꾸었다. 이제까지는 평형 감각을 갖추어 발전된 정통의료법에 의존했으나, 이제는 비정규적인 치료법에 기대어보기로 했다. 어쨌든 죽음의 사신으로부터 얼마 동안이라도 더 오래도록 피할 수만 있다면, 그 이상 더 바람이 있겠는가. 그리고 다시 더, 정말이지 더 잃을 것도 없지 않는가.

어느 의사가 내게 말하길, 쟈니가 무심한 상태에서 거슨치료소에 들어가는 것을 보았기 때문에 절대로 그 주말까지도 쟈니가 거기에 머물지 않을 것이라고 확신을 했다고 했다.

거기에 입원한 후 일주일만에 쟈니는 느낌이 더 나빠진 것이 아니라, 훨씬 더 좋아졌다. 혈구수 측정에서 서서히 올라가고 있음을 보였고, 부풀어 오른 상처가 치유되어 갔으며, 기적, 기적이 자꾸 일어나고 있었는데 두개골에 있던 혹이 작아져 갔다. 나는 거슨 박사가 글리오블라스토마(glioblastoma 신경교아세포종)를 치료할 수가 있는지 없는지, 그리고 그것을 저지할 수 있는지를 모르고 있었다. 나는 이성적인 의심을 넘어서서 그가 다른 질병까지도 치유를 해왔다는 사실을 알게 되었다.

거슨 박사 자신은 결코 그의 식이요법이 무엇을 치유해 낸다고는 말하지 않았다. 단지 그의 적들이 그렇게 덮어 씌웠다. 그러나 그의 치료를 받은 일부의 환자들은 놀라운 결과를 보였다.

캘리포니아에 갔던 푸트만 박사가 돌아와 우리들을 찾아왔다. 그는 쟈니가 그때까지 살아 있다는 사실에 놀라워했다. 쟈니는 매우 좋아져서 일년 전에 했어야 했던 학교 시험도 치러 합격하지 않았던가. 푸트만 박사는 믿기가 어려운 듯 했다.

불거져 나왔던 것이 수그러들자 다른 의사들은 즉시 쟈니에게 수술을 하자고 했다. 그 의사들은 그 정도라면 농을 빼낼 수가 있을 것이라고 했다. 거슨 박사만은 반대를 했다. 그는 주장하기를 종양은 죽었지만, 그것이 머리에서 고름으로 쏟아져 나올 길을 만들고 있다고 했다. 게다가 마취는 쟈니에게 치명적이 될 것이라고 그는 주장했다.

그들의 논쟁은 부모들에게 무서울 정도로 긴장감을 주었는데 그들의 길고도 격심한 논쟁 끝에 겨우 결론점에 가까이 도달하게 되었다. 쟈니가 계속 식이요법을 하면서 마취로는 차가운 용액을 쓰는 것으로 타협을 보았다.

그런데 거슨 박사의 말이 옳았다. 수술을 받던 날 툭 튀어나왔던 것이 갑자기 터져버렸던 것이다. 외과의사가 소년의 방으로 뛰어가더니 뇌속에 5cm나 되게 걸쳐 있는 농을 빼내었다. 한 컵이나 되는 농을 빼내었던 것이다.

쟈니의 회복은 놀라운 일이었다. 두려움을 주던, 튀어나온 것이 사라져버렸다. 그는 때때로 웃기도 하였다. 공부를 다시 시작했으며 장기를 두기도 했다. 기적이 일어났던 것이다.

　며칠이 지난 후 병리학자의 보고서가 만들어졌다. 그 보고서에 의하면 거슨 박사가 완강하게 주장했던 대로 배농은 헛수고였으며 그것은 죽은 것으로 전염성이 없는 것이라고 했다.

　그러고는 눈 검사를 했다. 두개골 내부에서 시신경에다 압박을 가하여 높다란 유두 모양의 돌기를 만들어 내었는데 그것 때문에 쟈니의 시력이 크게 감퇴되었다고 했다. 현재는 그 돌기가 사라졌다고 외과의사가 말했다. 아이의 눈은 정상을 찾았던 것이다. 그리고 무엇보다도 중요한 것은 종양이 없어졌다고 했다. 이 믿을 수 없이 좋은 소식을 듣는 즐거움은 한없이 컸다. 그러나 아직까지도 혼란과 실망을 안겨주는 일들이 많이 있었다.

　한 의사가 다른 의사의 이론에 반론을 제기하다가 결국엔 자신의 이론에 반론을 제기하게 된다. 그 이유는 환자에게 일어나는 상황들이 전혀 새로운 것이기 때문이다. 의사들은 새로운 것이 발생할 때마다 크게 감명을 받기는 했지만, 그에 대하여 충분히 설명을 하거나 장차 일어날 일에 대하여 보증을 하지는 못했다.

　그 의사들은 진심으로 거슨 요법만으로 그러한 효과를 보았다고 믿지는 않았다. 그러나 우리 식구들이 그들에게 '쟈니에게 그 식이요법을 중지해도 책임을 질 수 있겠습니까.' 하고 물으면, 그 의사들은 모두 'NO' 라고 대답했다."

　그러나 봄이 오자 쟈니의 상태가 서서히 나빠지기 시작했다. 5월 1일에 그는 또 수술을 받았으나 종양이 다시 자라기 시작했는데, 이번에는 더 심했다.

두 달 뒤 그렇게 격렬하게 투쟁해왔던 암에 쟈니는 드디어 굴복을 하고 말았다.

쟈니를 잃게 되었다는 사실은 거슨 박사에게 무서운 일격을 가한 것과 같았다. 그의 저서 암식사요법에서 이렇게 서술하였다.

"15년동안 이 치료법을 개발해오면서 나는 여러 번 좌절해야 했다. 가장 비참했던 경우는 찰스 후긴스 박사의 이론에 따라 기운을 내게 하기 위해 반대의 성호르몬을 투여했던 31명의 환자들 중에서 25명이나 죽었을 때였다. 그들은 그 호르몬으로 겨우 수개월 동안만 고통에서 벗어날 수가 있었던 것이다. 처음으로 성호르몬을 투여받았던 5명의 환자들이 아주 좋아졌기 때문에 내가 오판을 하게 되었던 것이다. 이 재난으로 나는 깊은 실망에 빠지게 되었다. 나는 암에 대한 작업을 계속할 기력을 거의 상실해 버렸는데 더 비참한 일격을 받은 것은 장래성이 가득한 젊은 친구 존 군더 2세를 잃었을 때였다. 그는 15명이나 되는 암 권위자들로부터 치료를 받았으나 수주일 후에 일어나는 예후(豫後) 때문에 포기를 당했던 환자였다. 그러나 나의 치료를 받아 8개월만에 회복이 되었는데, 그에게 성호르몬을 투여하자는 다른 전문의들의 주장에 굴복하고 말았던 것이다. 결국 6주 후에 뇌종양이 재발하게 되었는데 그것은 조직학적으로 말해서 아스트로시토마(astrocytoma 성세포종, 星細胞腫)였다. 그는 재래식의 치료를 받았는데, 결국 죽고 말았다."

진실을 추구하는 과학자들이라면 실패의 엄한 면을 알고 있을 것이다. 그리고 그의 죽음을 통하여 많은 생명을 구할 것이라는 기도를 했지만 그를 잃게 된 슬픔이 오래도록 머무는 것을 진정시킬 수는 없었다. 왜냐하면 그도 인간이었기 때문이다.

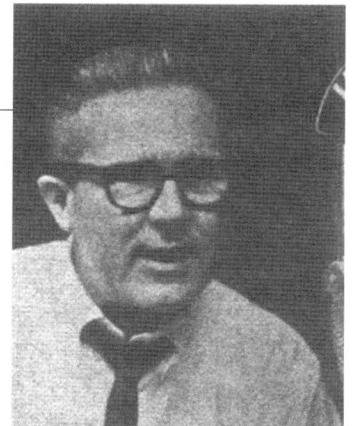

롱 존 네벨 씨.
그가 거슨과 라디오 인터뷰를 한 결과로
거슨 박사가 뉴욕 의학협회에서 비난을 받게 되었다.

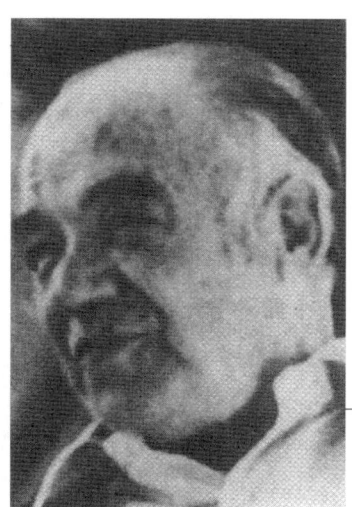

조지 김슨 씨.
1981년 비디오에 출연

10. 끈질긴 암과의 투쟁

요청에 따라 미국의학협회에서는 1949년 7월 28일자로 다음과 같이 편지를 보내왔다.

"본회에서는 거슨 치료법이나 투약법에 대하여 잘 알지 못하고 있으며 그에 대한 기록도 없습니다. 그리고 그의 치료법에 대하여 조사를 한 사람이 있는지도 모르고 있습니다. 본회에서 거슨 박사에게 본회에 나와 상기의 일들에 대하여 알려줄 것을 요청했으나 그는 이행하지 않고 있습니다."

이와 같은 일이 있었기 때문에 거슨 박사는 그의 저서 「암식사요법」의 제 1장을 '나의 치료법의 비밀'이라고 붙여서 다음과 같이 뒤틀린 말투로 서술했는지 모른다.

"물론 비밀이란 있을 수가 없다. 이렇게 제목을 붙이게 된 것은 여러 의사들이 이에 대하여 자주 비난조로 물어왔기 때문이다."

정상적이며 공식적인 출판의 길이 거슨 박사에게 열려 있었더라면 이러한 혼란이 발생하지는 않았을 것이다. 그럼에도 불구하고 이 점에 관한 기록은 분명하다. 거슨 박사가 자신의 치료법을 비밀로 하고 있다고 하면서 정상적인 통로가 그에게는 닫혀져 있었음에도 불구하고 많은 사람들에게 자신의 의사를 충분히 전할 수가 있었다.

다음의 논문들이 1941년이래 거슨 박사 자신에 의하여 출판되었던 것이다.

'독일군에 대한 급식'「뉴욕주 의학지」1471(41) 1941년

'악성 신생물질(암)에 대한 식이 고찰'「위장학지」12권 6호 419-425쪽. 1945년 11-12월호.

'암연구'「미상원S-1875 소위원회의 공청회」1946년 7월 1, 2, 3일

'암종양환자에 대한 혼합식이요법의 효과'「실험적 의학과 외과지」뉴욕. 7권 4호. 1949년.

'정상적인 신진대사에서는 암이 없다'「뮌헨 임상의학지」5호. 175-179쪽. 1954년 1월 29일.[1]

'암, 신진대사의 문제'「뮌헨 임상의학지」26호. 1954년 6월 25일[2]

'암은 토양, 영양, 신진대사의 문제이다' 1955년

'암의 예방과 치료에 대한 거슨 치료법과 실천' 1955년.

'다섯 명의 환자 이야기' 1955년.

'암 환자의 회복' 1956년.

'전체 법칙에서 관찰한 암의 문제' 1956년.

'암에 대한 혼합식이요법의 발달사' 1956년.

'암에 대한 새로운 치료의 시도' 1957년.

---

1) 미국에서 재판되었음. 치료법에 대한 이론과 개괄, 엑스레이 사진과 병력이 소개됨.
2) 미국에서 재판되었음. 치료법에 대한 이론과 개괄, 엑스레이 사진과 병력이 소개됨.

'암은 비정상적인 신진대사의 반영이다' 「Let's Live」지, 1957년.[3]

'암은 예방이 되는가?' 「Prevention」지, 1957.[4]

'암식사요법 - 환자 50명에 대한 결과' 거슨연구소간, 1958년.[5] (한국어판 있음)

이들 논문들 외에 거슨 박사에 대하여 쓴 글들이 있는데 거기에도 치료법과 식사법이 상세히 안내되어 있다. 그 중에 최근의 것들은 다음과 같다.

'이 의사는 암을 고친다' 「Health Saver」지, 1958년 봄.

'거슨 박사의 암치료법' 「Herald of Health」지, 1959년 10-11월호.

이와 같은 글들은 일부분일 뿐이나 매우 훌륭한 내용들이어서 거슨 박사의 암치료법이 알지 못하는 사람들에게만 비밀이 되어왔다는 것을 말해주고 있다.

1953년 5월 29일자로 뉴욕주 의학협회에서 보내온 다음의 편지를 보아도 거슨 박사가 자신의 치료법을 감추려 했다고 말할 수가 있을까?

거슨 박사님

검열관 중의 한 분이신 에드워드 톨스토이 박사님께 보내주신 사진 필름들과 두 편의 논문을 돌려드립니다. 톨스토이 박사는 박사님의 치료법에 대해 친절하고도 솔직하게 말씀해주신 데 대하여 제가 대신해서 감사를 드리라고 하셨습니다. 감사합니다.

---

[3] 암치료법에 대한 이론과 개괄이 수록되어 있음.
[4] 암치료법과 병력이 소개되어 있음.
[5] 암치료법에 대하여 완전한 이론과 엑스레이 사진과 병력이 소개되어 있음.

검열위원회 위원장

의학박사 W. 로렌스 휘트모어 드림

1954년 5월 3일자 거슨 박사의 편지도 한 번 읽어보자.

뉴욕주 의학협회, 특별소위원회 의장
사무엘 H. 클라인 박사님

귀하의 4월 15일자 편지에 대한 답신으로 1953년 5월 28일자로 쓴 편지의 복사본을 동봉하옵는데, 상세한 내용은 그 편지에 씌어져 있습니다.

많은 불만들이 있다고 얘기하셨는데, 저도 그에 대한 복사본 1부를 갖고 싶습니다만, 사실은 제 사무실에 오시면 위원들에게 모든 기록을 공개하겠습니다.

그동안 의료계와 조사자들에게 누차 말씀드린 바와 같이 저는 저의 암치료법의 결과에 대하여 여러분들이 관심을 가지시기를 열망하고 있습니다. 그리고 의장님께서 그에 대한 실제의 증명들, 결과들에 대한 기록과 엑스레이 사진들을 보시겠다고 하오니 대단히 고맙습니다.

의장님의 편지에서 언급하신 질문들은 최근에 발표한 저의 논문에서 풀어질 것으로 사료되어 재판본 1권을 여기에 동봉합니다. 그리고 저의 치료법에 대한 책도 1권 동봉합니다. 제가 이용하고 있는 치료법에 대한 서술이 거기에 있으며 더욱 상세한 내용은 현재 인쇄중인 후속 논문에 있습니다.

특별소위원회에 이 자료들을 제출한 후에 전체의학협회에서 제가 이들 질병들에 대하여 보고할 기회가 주어지고 그 내용이 「뉴욕주 의학지」에 게재되는 것을 보장받고 싶습니다. 저는 분명히 말씀드립니다만, 그 치료법을 의료계에 감추려고 하지는 않고 있습니다.

이와 같은 합리적인 제안을 하고 있다는 사실을 보아서도 저는 정당하다고 믿사오며, 저의 질병에 대한 성공은 미국 내에서나 외국에서 유명한 암 전문가들로부터 논박을 받아본 적이 없었다는 것도 말씀드리는 바입니다. 최상의 연구 실험을 거쳤음에도 불구하고 저는 그 내용을 미국 의학지에 발표함으로써 전 의료계에 노출시켜 과학적인 비판을 받아보지도 못하고 있습니다.

제가 가졌던 보고회에 대해 간략하게 말씀드리자면 다음과 같습니다.

1946년 7월 1일 워싱턴 D. C의 미국 상원, 페퍼-닐리안을 다루는 소위원회에 초청을 받아 몇몇 환자에 대하여 설명을 하였습니다.

1947년 2월, 뉴욕주 의학협회의 요청에 따라 한포드 박사와 트웸블리 박사 등 초대를 받아 참석한 약 30명의 의사들에게 환자 14명의 병력에 대하여 보고를 하였습니다.

1952년 10월 독일의 베르히테스가덴 암협회의 초청을 받아서 몇 편의 논문을 출판했으며 또한 40명의 병력을 미리 준비했고 그 중에서 20명에 대하여 보고회도 가질 수가 있었습니다. 그 후 스위스의 쥬리히에 있는 대학의 초청으로 그 대학의 임상에서 여러 건에 대하여 설명을 하였습니다.

1953년에는 주의학협회 검열관들의 요청에 따라 필름과 기록들을 에드워드 톨스토이 박사님께 제출하였습니다. 그러한 협조에서 얻은 뚜렷한 결과는 검열위원회의 의장이신 W. 로렌스 휘트모어 박사님으로부터 받은 편지 한 장뿐이었으며, 그는 그 편지에서 톨스토이 박사님이 저의 치료법을 토의하는 데에 제가 친절과 솔직함을 보여드려 감사하게 생각하고 있다는 것을 전달해 왔습니다. 그 편지의 복사본도 동봉합니다. 원하신다면 암치료에 관하여 발표한 논문들도 검열용으로 제출하겠습니다.

전술한 사실들을 생각하면서 의장님과 특별위원회의 여러분께서 제가 치료한 환자들의 병력을 조사하시고 검토하신 후에 진실과 의학의 발전을 고려하시어 전 의료계에 제가 발표할 기회와 공식적인 학회지에 인쇄될 수 있는 기회를 주시리라 믿고 있겠습니다.

끝으로 의료계와 소위원회에서 완전히 객관성을 지켜주실 것을 마음깊이 바라는 바입니다.

감사합니다.

의학박사 막스 거슨 드림

끊임없는 조사로 거슨 박사의 인내심이 점차 약해져가고 있는 듯해 보였을 때에도, 그는 현저하게 자신의 업적과 그에 대한 상세한 내용들을 발표하고 싶어했다. 그 증거로 뉴욕주 의학협회와 나눈 편지들이 있다.

거슨 박사님께

뉴욕주 의학협회의 소위원회에서 지정한 특별소위원회가 1954년 11월 8일 월요일 오후 8시에 103가 2 E 번지에 있는 의학 아카데미회관 553호실에서 열립니다. 그때 박사님을 모시고 악성 종양 환자들을 치료하신 임상 기록, 엑스레이 사진, 그 외의 적절한 관계 자료들을 검토하고 싶습니다.

  그 자리에 참석하실 수 있는 지를 가능하면 빨리 알려주시길 바랍니다. 감사합니다.

1954년 10월 14일
의학박사 사무엘 H. 클라인
특별소위원회 의장

그해 10월 25일자로 거슨 박사는 아래와 같이 답장을 보냈다.

  클라인 박사님

  귀하의 10월 14일자 서신에 대하여 회신을 드립니다. 벌써 다섯 번째로 검열관들이나 검열소위원회에 출석하라는 요구이신데, 지난 모임에서 저는 의사들이나 환자들이 저의 암치료법에 대하여 불평을 한다고 들었습니다. 제 의견으로는 의사들과 그 의사들에 의하여 자극을 받은 환자들의 끊임없는 불평을 불식하려면 꼭 한 가지 방법이 있다고 생각합니다.

  그것은 우리들의 학회지에 저의 치료법을 공개하고 환자들에게 치료한, 그 환자들 중 많은 분들은 집으로 돌아가서 죽었습니다만, 그 내용들을 발표할 수 있는 기회를 주시는 것입니다. 의사라면 누구든지 당연히 가져야 하고 또 미국의학협회에서 공정하게, 더욱이 매우 중요한 의료의 문제에 있어서는 의당히 보호를 해주어야 하는데도 저는 회원의 자격을 박탈당하고 있습니다. 그래서 저는 다시 출판을 하고 발표를 해야 할 권리가 허용되어야 한다고 강력히 요청하는 바입니다. (1954년 5월 3일자의 서신을 참조하십시오.) 회원으로서의 저의 권리는 1949년 1월 8일자의 「미국의학협회지」암 비평란에서 저의 암치료법이 우스개거리며 사기와 꾸며낸 이야기라고 발표한 이래 계속 박탈당해 오고 있습니다.

그와는 반대로 그러한 비평이 있기 전에도 저는 많은 환자들을 제시했으며 그 비평 후에도 그들이 요구하는 많은 환자들을 제시했습니다. 협회에서 검열관으로 선임된 한포드, 트웸블리, 톨스토이 씨를 위시하여 많은 암전문가들이 저의 치료법에서 사기성을 발견하지 못했는데도 의학협회의 대표자들은 계속되는 그러한 비정당성을 정리하려고 하지 않습니다.

오랜 경험을 가진 의사로서 저는 저의 치료법에 대한 진실을 출간하고 발표를 하면 엄청난 비판과 진실된 옹호를 동시에 받을 것이며, 그리하여 이 치료법이 제 자리에 찾아들 것이라고 믿고 있습니다. 11월 8일에 새로이 사적으로 발표할 기회를 가져 본들 사태를 분명히 해결할 수 없을 것이라고 믿고서, 차라리 소위원회의 위원님들을 당일 오후 8시에 저의 사무실로 와주십사고 초청을 하는 바입니다. 그러면 발표를 한 뒤에 환자들과 엑스레이 사진을 위시한 기록들을 보여드릴 수 있을 뿐만 아니라 귀 위원회에서 원하시면 더 많은 환자들도 보실 수가 있기 때문입니다. 그리고 가능하다면 모임의 시간을 오후 5시나 6시로 조정해 주시면 고맙겠습니다.

번역된 논문의 재판본을 동봉합니다.

가능한 한 빨리 회신을 주시면 고맙겠습니다. 감사합니다.

의학박사 막스 거슨 드림

거슨 박사뿐만 아니라 암치료 재단에서도 거슨 박사의 치료법을 널리 알리려고 오랫동안 노력을 해오고 있었다. 이 열성적인 단체의 회원들도 거슨 박사처럼 온갖 방법으로 반대자들을 설득하고 있었다.

1958년 5월 6일자로 재단이사장인 칼 E. 그로펄러 씨는 「라이프」지에 다음과 같은 편지를 보냈었다.

5월 8일자로 발행한 귀지에 게재한 '암에 대한 신선한 희망'이라는 글을 잘 읽었으며 상당부분 이해가 가기도 합니다. 그러나 이 분야에 대하여 더 상세히 공부를 해오고 있는 사람들에게는 많은 의문점을 던져주는데 그 글에서는 대답이 나오지 않고 있습니다.

"화학치료법은 조금씩 발전하고 있다……"

라고 그 글에서 말하고 있는데, 얼마나 오랫동안 그 치료법의 발전이 진행되어 왔으며 또한 돈은 얼마나 뿌려졌습니까?

"암치료법으로 오직 두 가지의 치료법만이 유효한 것으로 판명이 되었으며, 이 두 방법이 지나간 10년 동안 광범하게 발전되어 왔다. 그 두 가지 방법이란 수술과 방사선치료법으로……"

그런데 얼마나 오래도록 그 치료법들이 실천되어 왔습니까?

"치료를 받다가 신념을 잃으면 죽게 되는데……"

중환자들과 말기 환자들에게 의사들이 "이제는 치료할 방법이 더 없습니다"라고 말을 하는데도 신념을 가질 수 있는 환자들이 있겠습니까?

그리고 무엇보다도 중요한 대목은 다음의 말입니다.

"많은 의사들은 건강한 인체는 암에 대한 자연적인 저항력을 갖고 있으며 더 큰 면역이 촉진되어진다고 말해왔다."

이 말을 처음으로 한 사람은 150년 전 나폴레옹 시대의 외과의사였던 J. L.알리버트 박사였으며 오늘날에 와서 그 말이 맞다는 것이 실험으로 증명이 되었습니다. 그런데 왜 이러한 인식에 대하여 진지하고도 심도 있게 추구하고 있지 않습니까?

"더 진보적인 길은 방사성 치료법에 대한 새로운 접근에 달려 있는데……."

라고 귀지의 논평에서 분명히 언급하고 있습니다. 그러나 암문제에 관한 한 가장 중요한 이 면(面)은 분명히 잘못된 것으로서 이 빼어난 뉴스를 귀사에서 견지해 왔던 평소의 보고 수준에서 벗어나게 하여 한쪽으로 치우치게 만들고 말았습니다. 이 주제에 대하여 진실한 글을 다시 쓰시는 것이 어떠하겠습니까? 글을 다시 쓰시는 데 필요한 상세한 자료를 본재단에서 별송해 드리겠습니다. 그것은 의학박사 막스 거슨이 쓴 책으로 갓 발행되었으며 '암식사요법-환자 50명에 대한 결과' 입니다.

예전에 케네스 M. 엔디코트 박사는 약으로 한두 사람의 암 환자를 고쳤다고 자랑스럽게 떠벌렸습니다만, 한 외로운 의사가 의학적으로 정의한 용어대로 39명이나 되는 암 환자를 완치시켰으며 또한 많은 환자들이 5년이라는 기준치에 가까이 다가가고 있습니다. 그 환자들의 대부분이 '말기 환자들' 이라고 진단을 받았습니다만, 현재 건강한 삶을 살고 있으면서 정상적인 활동을 계속하고 있습니다.

이 치료법은 슬론 케터링 연구소에서 검증하여 성공적이라고 확인받은 바 있는데 그것은 바로 '건강한 인체는 암에 대하여 자연적인 저항력을 갖고 있다' 라는 것입니다.

지난 10년 동안 의학협회에서 거슨 치료법에 대하여 소극적이나마 조사를 했습니다만 그에 대한 그들의 소견이나 결론을 발표하지도 않았으며 현실화시키지도 않고 있습니다. 거슨 박사는 언제든지 완전한 암치료법에 대하여 누구에게든, 그리고 자격을 갖춘 모든 의료계는 물론이고 정부기관에도 상세한 자료를 기꺼이 제출할 준비를 갖추고 있습니다. 그러나 불행하게도 의료계에서는 이 치료법을 철저히 조사하여 평가를 내리고 싶어하지 않고 있습니다.

저희들은 귀사에서 상기한 저서를 받았음을 확인하여 주시길 바라오며 또한 그에 대하여 주목하시고 흥미를 가지시기를 고대합니다.

이에 대하여 질문이 있으시거나 논평을 하시고 싶다면, 저희들은 기꺼이 응해드릴 것이며 추가 자료도 즉시 보내드리겠습니다. 감사합니다.

암치료재단
총재 칼 E. 그로펄러 드림

물론 동 서신은 「라이프」지에 소개되지도 않았으며 그 책을 읽어보면 미국의 암에 대한 연구가 제 길로 들어서지 못하고 있다는 것을 보여줄 수 있을 것이라고 의심을 해보지도 않았다.

1952년 10월 베르테스 가덴에서 개최된
전체주의 의학회에서의 거슨.
그는 이어 쥬리히대학에서 강연했다.

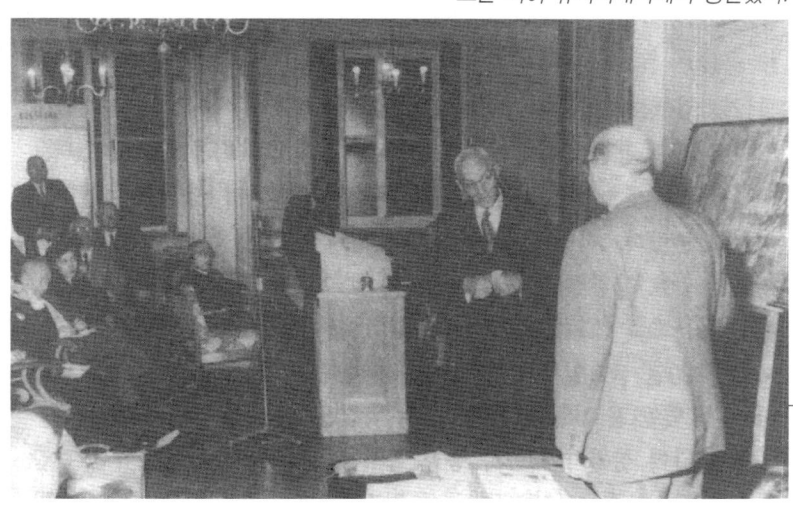

11. 오늘의 의학이 가는 길

「스크립 하워드」지의 칼럼니스트 에드 코테르바 씨가 1959년 3월 4일자로 전 주장관이 방사선치료를 받은 데 대하여 다음과 같이 썼다.

"나는 그 엑스레이 기계가 1943년부터 계속하여 사용되어 왔다는 사실에 놀랐다. 지난 16년 동안 개선되지 않았던 것이다. 그 기계는 로버트 탑트 상원 의원을 치료했으나 효과를 보지 못했던 바로 그 기계였다. '2월 20일 금요일부터 1주일에 6일 동안씩 둘레 씨는 계속 치료를 받았다. 백만 볼트가 흐르는 방에서 똑같은 치료가 진행되었다.' 이 기간에 상원의 노동과 공공 복지 위원회에서 평화를 위한 건강 법안이라고 불리는 「1959년 국제 건강과 의료 조사 법안」에 대한 공청회가 열리고 있었다. 동 법안은 암과 심장병을 비롯한 질병과 싸워나갈 전면적 국제적인 노력에 연간 5천만 달러씩의 예산을 허용하자는 것이다. 그리하여 무엇을 얻어낼 수가 있을까, 하고 나는 의문이 갔다.

그것은 벌써 끝난 일로서 잊어 버려야 하는데, 의료인들은 지금도 암을 고치기 위해서 수술과 방사능에 매달려야 한단 말인가? 향후 10년 후에도 암과 싸울 돈을 모금하기 위하여 특별 방송을 하고 춤 잔치를 벌이자는 말인가? 그때에도 일간지에 아래와 같은 짧은 기사들이 실리게 하자는 말인가? '환자 투신 자살. 오늘 아침 일찍이 모병원에서 암환자의 시체가 자기방에서 7층 아래에 있는 응급실의 지붕에서 발견되었다. 경찰은 그 환자가 자기방의 창문에서 뛰어내렸거나 떠밀린 것으로 보고 있다.' 나는 그때에도 희망이 없어서 이러한 사건들이 일어나리라고 본다. 자기 기만이 커져가고, 맹목적인 신념이 사람들에게 호된 시련을 안겨주게 될 것이다. 그러나 지적인 사람들은 그러한 종말이 어떻다는 것을 명확하게 알게 될 것이다. 그는 속임을 당하지 않을 것이며 그에게는 그것이 최악의 것으로 보여질 것이다."

나는 매디슨 재단에서 근무하고 있는 어느 의사와 얘기를 나누어 보았는데, 그는 거슨 박사의 치료법에 대하여 불리한 보고서를 작성했었다. 그의 말은 다음과 같았다.

"우리들은 여러 환자들을 조사해 보았습니다. 20~30명쯤 될까요, 정확하게 기억할 수는 없습니다. 어쨌든 우리들은 그의 치료법이 듣는다는 확증을 갖지 못했습니다. 그것은 대단한 논쟁거리였으며 의료계의 권위자들 사이에서 뜨거운 주제가 되었습니다. 저로서는 더 이상 말하고 싶지 않습니다. 찬성을 하든 반대를 하든, 그에 대하여 이야기를 하면 거슨 박사를 선전해주는 꼴이 되고 그는 더욱더 자신에 대한 방어책을 쓸 테니까요. 저의 말뜻은 말을 하지 않으려는 사람들이나, 잘 속이는 사람들은 결코 없어지지 않는다는 뜻이지요. 그는 결코 비윤리적인 행위를 한 것은 아닙니다. 다만 자기의 행위를 정말 믿어버리는 그러한 사람들 중의 한 사람이라는 것이지요. 그는 자기 신념에 차 있습니다. 그는 자신의 말만을 믿으며, 한 길뿐이지요. 그는 오른쪽도, 왼쪽도 쳐다보지 않습니다. 그는 토론에도 응하지 않습니다. 그의 치료법에 찬성을 하든, 반대를 하든 결코 그의 논문을 게재하지 말자는 것이 저의 주장입니다. 그는 망상에 사로잡혀 있습니다. 그러나 그가 성실한 것만은 사실입니다. 그는 식사법으로 암을 고칠 수 있다고 믿고 있습니다."

"그의 식사법을 따르면 어떤 해로움이 있을 가능성이 있습니까?"

"아니, 아닙니다. 그에 대하여 저는 성실하게 말하겠습니다. 거슨의 식사법을 따른다고 하여 해가 될 것은 없습니다. 저도 그의 식사법을 잘 알고 있습니다. 제 의견으로는 그에게 찾아가는 모든 환자들은 이미 치료법이 없는, 갈 데까지 가버린, 즉 말기환자들입니다. 아무도 그들을 도와주지 못합니다. 그들은 지푸라기라도 잡는 셈으로 거슨 박사에게 갑니다. 그 환자들에게는, 저도 그의 환자들을 몇 사람 만나 보았습니다만, 거슨 박사가 구세주입니다. 그들은 그를 믿고 있습니다. 그의 말이라면 무조건 따릅니다."

"그의 환자들 중에서 몇 사람이 약간이라도 회복될 수가 있을까요?"

"그런데, 모든 경우에 심리요법이라는 것이 꽤 효과를 나타내지요. 만일 좋아진다고 믿고 있으면 좋아지게 되지요. 그게 오래 가지는 않아요. 결국엔 죽고 말지요. 거기에는 의심의 여지가 없습니다. 제가 알아본 바에 의하면, 환자들이 처음엔 좋아졌으나 결국엔 제가 말씀드린 것과 같았습니다. 제가 만나본 환자들은 이미 희망이 없었습니다.

그들은 텍사스 대학병원이나, 시카고 대학병원과 같은 좋은 병원에서 수술을 거부당했으며, 그러한 환자들이 여기 저기에서 모여듭니다. 환자의 친척들이 아무런 희망이 없다는 것을 듣게 되면 결사적으로 거슨 박사에게 매달리게 됩니다.

선생께서 기사를 쓰시고 싶으면 쓰십시오. 저는 쓰지 않겠습니다. 저로서는 환자들에게 그 요법을 권하지 않겠습니다. 환자들이 죽도록, 편안하게 죽도록 내버려 두겠습니다. 온 몸에 암이 퍼지면, 아무 것도 할 수가 없습니다."

나는 심한 두통과 시력의 상실로 고통을 받고 있었던 그 군인에 대하여 생각해 보았다. 그는 엑스레이 사진을 찍었는데 뇌종양이 발생했음을 알게 되어 즉각적인 수술을 받기로 했다. 종양 제거 수술을 한 후에 아주 좋아졌다. 그러나 수개월이 지나자 두통이 더 심해졌으며 시력을 잃게 되었다. 군의관은 재수술을 하자고 했으나 그는 거절했다. 군의관들이 수술을 받지 않으면 죽는다고 했으나 그는 마음을 돌리지 않고 의병 제대를 했다.

뉴저지주 노스 버건에 있는 집으로 돌아와 여기 저기로 많은 의사들을 찾아 다녔다. 의사들의 말은 한결같이 "재수술을 해야 한다"는 것이었다. 절망에 빠진 그는 뉴욕시에 있는 암전문의를 찾아갔는데 거기에서도 수술 외의 길은 없다고 했다.

그러다가 집으로 돌아오는 길에서 한 친구를 만났는데 그가 거슨 박사를 알려주었다. 그는 거슨 박사를 찾아갔으며, 그 즉시 그의 치료법에 따랐다. 수주일이 지나자 두통이 멈추었으며 시력이 좋아졌다. 수개월 후에 엑스레이 사진을 찍어보았더니 종양은 완전히 사라지고 없어졌다.

그것은 1944년에 일어난 일이다. 그는 현재에도 완전한 건강을 누리고 있는데 결혼도 하였으며 뉴저지에 있는 어느 직물공장에서 일하고 있다.

그의 이야기가 입과 입을 통해 삽시간에 이웃에 퍼져나갔으며 많은 사람들이, 그들은 대부분이 말기환자들인데, '분명히 결과가 좋아진다' 그리고 '정상적인 신진대사에서는 암이 발생하지 않는다' 고 믿고 있는 마르고 머리가 희끗한 그 의사에게 몰려들었다.

그들도 나아지자 더 많은 환자들이 거슨 박사의 문전으로 몰려들었다. 그 군인의 형수는 아기가 없어서 대단히 불행해 했는데, 의사를 찾아갔더니 난소종양이 있으니 수술을 받아야 한다고 했다. 그는 눈물에 젖어 집으로 돌아갔다. 난소 수술을 받았기 때문에 결코 아기를 가질 수가 없게 된 것이었다. 아기가 없다면 차라리 죽어버리는 게 나을 것 같았다.

그 군인은 형수에게 거슨 박사를 찾아가게 했으며 그도 그 치료법에 응하게 되었다. 수년이 지난 뒤에 그 부인은 두 아기를 데리고 자기를 수술해 주었던 의사를 찾아갔다.

"정말 훌륭한 일을 하셨군요."

하고 의사가 말을 했다.

"부인께서는 아기를 가지실 수가 없잖습니까? 남의 아이를 둘씩이나 입양하시다니 정말 훌륭한 일입니다."

"그러나 이 애들은 제가 낳았어요."

하고 그 부인이 말을 받았다.

의사가 부인을 쳐다보면서,

"그것은 절대로 불가능한 일입니다."

하고 말했다.

"증명을 해드리지요. 저지시에 있는 크라이스터병원에 전화를 하셔서 물어보십시오."

의사는 그대로 했다. 그 병원에서 부인의 말이 맞다고 확인을 해주었다.

"인체의 영양은 토양에서 시작됩니다."

하고 거슨 박사는 주장했다.

"인류는 영원히 자연의 철칙에 의존해야 하는데, 토양이 인류가 필요로 하는 모든 영양분을 생산하기 때문입니다. 우리의 인체는 수많은 세대를 이어오면서 자연식에 길들여졌습니다. 인류가 그러한 생물학적 균형을 깨면 비참한 결과가 일어납니다. 아시아인들에게는 쌀이 주식입니다. 아시아인들이 문명을 받아들여서 쌀을 깎아 희고 더 예뻐 보이게 하면서 중요한 미네랄과 비타민들이 제거되자 새로운 질병이 하나 발생했는데, 그것이 각기병입니다. 토양에 해를 입힐 뿐만 아니라 음식을 정제하고, 캔과 병에 넣으며 가루로 만들고, 얼리고 착색을 하고, 스프레이를 뿌려서 독을 입히고, 결국 죽은 음식, 비자연적이며 독이 가득한 음식으로 만들어버리고 맙니다. 이러한 음식으로 키워진 인체는 세포의 균형과 협동을 상실하게 되고 마침내는 자연적인 방어력, 면역성과 치유력 등을 잃어 버리게 됩니다. 그리하여 현재의 외과의사들은 통계의 내용을 주시하게 되어버렸습니다. '엑스레이 사진을 찍는 기술이 발달되고, 수술 절차가 현저히 늘어났으며 조기 발견에 대한 교육도 하고 있음에도 불구하고 암통계에 대한 포괄적인 조사 자료는 발병률, 이환율과 사망률이 늘어나고 있음을 보여주고 있다. 소위 희망이 없는 환자에 대한 문제는 당분간 큰 문제로 남아 있을 것 같다.' 이 말은 1956년 10월 20일자로 발행한 「미국의학협회지」 162권 8호에 실려 있는 바테만 박사가 쓴 논문에서 발췌를 한 것입니다. 문명이 없는 곳에는 암도 없습니다. 훈자에 사는 사람들이나 이디오피아에 사는 사람들에게는 암이 없습니다. 문명이 발달하여 영양을 바꾸어버린 곳에 암이 발달합니다.[1]

신진대사가 정상적인 인체에서는 암이 발달하지 못한다고 나는 확신합니다. 이것이 암치료에 대한 근본적인 진실이며 간이 필수적인 역할을 합니다. 소화기관에서 간은 필터의 역할을 하기 때문에 가공식이나 화학 식품을 취하면 간이 대단히 크게 영향을 받게 됩니다. 간은 저장소이기도 하지만 우리들이 먹은 음식의 구성 성분을 변화시킵니다. 간이 음식의 성분을 호르몬으로 조성시키고, 비타민과 효소(대개 600가지의 효소가 있다)를 활성화시키고 또 재활성화시켜 우리들의 생명이 최고로 활동할 수 있게 조절하고 보호합니다. 간은 이러한 기능들을 하는 것 외에 배설에 있어서도 가장 중요한 기관입니다.

치료에 대한 진단은 암이 성장하는 부위에 나타나는 통증에 의해서만 가능합니다. 정통 의학에서는 이러한 통증만을 치료합니다. 암의 성장 부위를 절제한 후에도 재발의 가능성이 커가는 것을 보아서 이

---

[1] "병원이 현대 문명화 되어갈수록 일어나는 일을 하나 지적해보고 싶은데, 그것은 금년(1954년) 3월 27일에 일어난 일이다. 그날 우리는 이 지역에 사는 현지인으로서는 처음으로 충수염 환자가 발생하여 수술을 하게 되었다. 백인들에게 자주 발생하는 이 질병이 이 나라의 유색 인종에게는 왜 발생하지 않는가에 대하여 설득력 있게 설명이 되지 않았다. 아마 이 질병의 발생은 영양의 변화로 줄일 수가 있지 않을까 생각된다. 많은 원주민들, 특히 대도시에서 살고 있는 원주민들은 옛날의 방식대로 살고 있지 않다. 옛날에 그들은 주로 과일, 야채, 바나나, 카사바(cassava, 열대지방의 녹말), 이그남(ignam), 타로(taro, 열대토란고구마), 고구마 등을 주식으로 먹었다. 지금 그들은 연유(煉乳), 통조림, 버터, 저장육류와 생선, 그리고 빵을 주식으로 먹는다…. 원주민들에게 암이 발생하게 된 사실과 소금을 많이 섭취하게 된 사실에 관계가 있다는 것이 분명해 보인다…." 의학박사 알베르트 슈바이처, 아프리카, 램버레네시, 램버레네 병원

사실은 분명합니다. 근저에 있는 진짜 원인은 무시해버립니다. 지도적인 외과의사들 중에서 많은 분들이 의사 생활의 종말에 들어가야 외과적 수술이 암에 대한 치료법이 아니라는 결론에 이르게 된다는 것은 놀라운 일이 아닙니다. 방사선이나 엑스레이 치료의 권위자들도 마찬가지입니다. 로마에 있는 국제학회에서 미국의 의학협회에 엑스레이 치료가 환자의 생명을 단축해 왔다고 경고를 보냈음에도 불구하고 그들은 계속 그 치료법에 치중합니다.

나의 치료법은 크게 손상을 입은 인체의 여러 기관들에게 가능한대로 자연적이며 정상적인 생물학적 균형을 회복시켜 주려고 하는 것입니다. 신진대사가 회복되면 동시에 자연 방어력, 면역과 인체의 치유력이 살아납니다.

신진대사와 간이 좋아지면 즉시-대개 10일 이내에-인체의 표면에서 자라고 있던 암이 눈에 뜨일 정도로 사라져가게 되는 반응을 보입니다. 그것이 이 치료법이 옳다는 것을 잘 증명하여 주는 것이며 상당히 진전되었거나 거의 포기한 환자들에게도 효과가 나타납니다. 그러나 통증이 없어져가는 것이 치유라고 생각해서는 안됩니다. 근저에 있는 원인을 제거하여 암을 치유시킨다는 것은 전 신진대사 기능, 특히 간기능을 되살린다는 뜻입니다."

다른 논문에서 거슨 박사는 이렇게 쓰고 있다.

"암환자의 전 신진대사 기관을 치료하여 좋은 효과를 나타내는 나의 치료법을 이해하려면 나폴레옹 시대에 파리에 살았던 유명한 외과의사 J. L. 알리버트 박사가 한, 구식 암실험을 참고해야 한다. 그는 암물질을 처음으로 사람에게 접종시켰는데, 자신과 세 명의 제자들에게 실험을 하였다. 그 결과로 격렬한 염증 반응이 일어나서 며칠간 계속되었으나 어느 누구에게서도 암의 성장은 일어나지 않았다.

이러한 실험을 알리버트 박사 자신과 동료들에게 재차 해보았으나 결과는 부정적이었다. 정상적인 인체에 암을 이식하는 것이 실패한 것을 과학적으로는 그들 실험의 진행이 불확실했으며 그에 대한 서술 역시 충분한 정확성을 보이지 않고 있다고 오래도록 간주되어 왔다. 그리고 그 후 150여 년 동안 여러 차례의 실험에서 건강한 동물에게 종양을 이식한다는 것은 대단히 어려우며, 거의 불가능한 것으로 판명되었다. 그러나 가축이나 잘못된 먹이를 먹어서 바이러스에 감염되었거나 동종 번식에 의하여 이미 약해진 동물, 그리고 열성 유전에 의하여 허약해진 동물에게는 쉽게 이식을 성공시킬 수가 있었다. 이러한 조건들은 감수성을 증가시키고 방어력과 저항력을 저하시킨다. 그러므로 암 환자들은 2차적인 질병들을 갖고 있는데, 비정상적인 장내 세균, 골관절염, 만성적인 코병, 여러 형태의 빈혈증 등 여러 가지의 질병들이 있다……'

'암을 예방할 수 있는가' 하는 질문에는 일반적으로 '아니오' 라고 대답을 하게 되어 있다. 진실로 암을 없애려면 농사법을 개량하여 인조 비료와 모든 농약을 사용하지 않아야 한다. 거기에 더하여 식품의 저장과 유통 방법을 바꿀 필요가 있으며 식품에서 자연적이며 활력적인 가치를 빼앗아버리는 짓거리도 고쳐야 한다. 그것은 캔에 넣는 것, 병에 담는 것, 정제 등 식품을 해치는 것을 해서는 안 된다는 뜻이다. 현대 문명이 가져온 이러한 방법들을 피하거나 최소화시킬 수 있는 사람들은 겨우 몇몇 분들밖에 안 된다고 나는 생각한다. 다시 말하면 장래 자손들의 안녕을 위하여 이러한 활력적인 일을 해야 한다고 믿게 되는 인구가 늘어나고 그들의 강력한 요구에 따라 혁명적인 변화들이 일어나야 하는 것이다.

모든 역사적인 관찰과 현시점의 일들을 통하여 지상(紙上)으로 경고를 해보아야 암을 예방할 수는 없다. 이러한 지상의 경고를 가장 강력하고 확신을 줄 수 있는 방법으로 해보았더라도 옛 페르시아나 고대 이집트인들이나 그리스 문화와 영원한 제국이라고 불렀던 로마를 구출해낼 수는 없었을 것이다. 이러한 나라들뿐만 아니라 많은 과거의 문화가, 소위 당시의 '현대 문명'으로 단순했던 생활 습관과 영양 습관이 파괴되고 퇴행성 질병이 증가되면서 파멸되어 갔을 것이다.

미국의 발전은 옛날의 나라들에 비하여 훨씬 빨리 진행되었으며 암과 정신 질병들을 비롯한 여러 가지 퇴행성 질병들도 훨씬 더 빨리 증가되어 왔다.[2] 지나간 몇 해 동안에 퇴행성 질병이 유아나 어린이에게도 나타났는데, 특히 백혈병의 형태로 나타나고 있다.[3] 임상적으로 초기 증상을 발견하는 것이 암의 예방법이라고 말하는 것은 착각일 뿐이다. 암의 원인을 알아야 예방이 가능하다. 나의 견해로는 간의 퇴행에서 암이 발생한다. 다시 말하지만, 간의 초기 퇴행은 상당히 오랫동안 통증을 전혀 나타내지 않는다.[4] 그러한 이유 때문에 한 개든

---

[2] "이 나라에서는 심장병 다음으로 암으로 죽는 사람들이 가장 많다. 6명중 1명꼴로 암으로 죽는다…. 금세기에 들어 온 이후 이 수치는 지속적으로 늘어났다. 1900년에는 암이 사망의 원인으로 8번째의 자리에 있었다." 국립암연구소, 1959년

[3] "현재 암이 30~54세의 여성들과 학령 아동들에게는 사고사를 제외하고 가장 큰 사망 원인이 되어 있다." 건강정보재단 발행, 「건강서비스진행지」, 1959년 2월 발행분

[4] "1959년 3월 29일 연방고용인 중에서 무차별로 458명을 택하여 검사를 했는데, 그중 139명이 '암에 걸릴 가능성이 있는 것'으로 나타났다. 「뉴욕 암위원회 보고서」. "브루클린에 살고 있는 610명의 여성들에게 암환자가 있는지를 알아보기 위하여 조사를 했는데 207명만이 골반 부위에 질병이 없는 것으로 나타났다. 1/3이상이 암을 나타내는 듯한 증상이나 암 전단계의 증상을 갖고 있었다. 이 결과에 대하여 뉴욕시 암위원회의 상근 부회장은 '놀랍다'고 말했다." 「뉴욕 타임즈」지

여러 개든 암종양을 절제하고 엑스레이나 방사선 요법을 하여도 근본 원인을 들어내지 못하여 조만간 종양이 다시 자라나게 되는 것이다.

'암을 치유할 수 있을까' 하는 다른 물음에 대한 답변은 1946년이래 발표한 나의 여러 논문에 있다. 암은 치유가 되며, 소위 수술이 불가능한 암이거나 진행이 많이 되어 포기한 환자들도 치유가 된다는 것을 그들 논문에서 보이고 있다."[5]

---

5) "많은 연구가들은 페니실린이 많은 전염병을 고쳤던 것과 같이 암을 치료할 수 있는 그 어떤 것을 발견해 내지는 못할 것으로 보고 있다. 연구가들은 어느 화학 약품이 종양의 성장과 악성 세포의 확장을 막아 생명을 연장시켜 줄 수 있을 것이라는 데에 더 기대를 걸고 있다. 그것은 당뇨병 환자에 대한 인슐린의 역할과 비슷하다고 하겠다." 1955년 11월 28일자 「화학과 공학 뉴스지」 33권 5138쪽

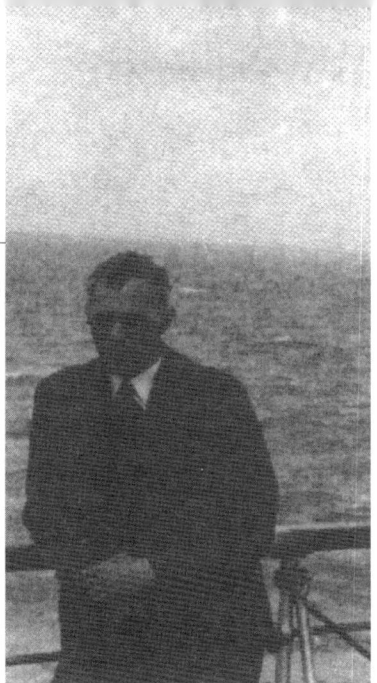

1936년 9월. 미국행의 배 안에서

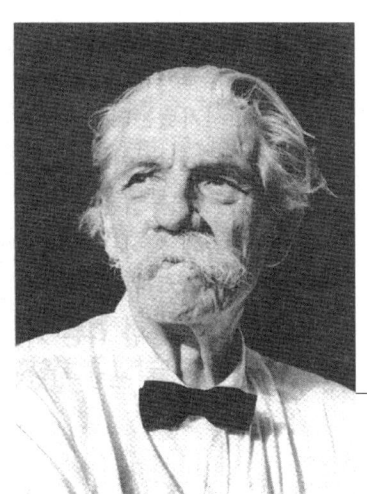

**거슨 박사의 오랜 친구이자 환자였던
알베르트 슈바이처 박사**

12. 끊임없는 노력이 성공으로

나는 이야기의 끝마무리에 다가가고 있었다. 그것은 처음에 내가 추구하려 했던 것보다 훨씬 더 위대한 이야기였다. 그럴 즈음 어느날 아침에 신문을 거의 다 읽었을 때 사망자 난의 한 줄이 시선을 끌었다.

"막스 거슨 박사. 79세 암전문가. 암과 결핵 치료의 전문가인 막스 거슨 박사가 어제 자택에서 폐렴으로 서거했는데……." 나는 아찔하여 거의 정신을 잃을 뻔했다.

나는 방금 읽은 기사를 믿을 수도, 받아들일 수도 없어서 오래도록 침묵 속에 앉아 있기만 했다. 그를 잃은 데서 받은 충격과 느낌은 누구든지 자신의 가족 중에 한 사람을 잃었을 때 갖게 됨직한 그런 것이었다. 그동안 나는 거슨 박사와 암에 대하여 '과학적인 접근에 대한 보고서'를 쓰고 있었던 게 사실이다. 그러나 모든 보고자들은 그 어떤 주제에 대하여 가까이 파고 들어가면 그 주인공이 아주 친한 친구이든, 반대로 가장 싫어하는 적이든, 그 주제가 저자의 일부가 되어 간다는 것을 알게 된다. 그래서 그가 죽음을 맞게 되자 나 자신 속의 그 어떤 것도 떠나가 버렸다.

그러나 나 자신에 대한 감정보다도 더 깊은 것은 막스 거슨 박사의 투쟁이 마감됐다는 참담한 사실을 알게 된 것이었다. 나는 앞으로 거슨 박사의 도움을 필요로 할 많은 사람들이 도움을 받을 데가 없겠구나 하고 생각하고 있었다. 비참에 잠겨서 나는 거슨 박사가 한 모든 좋은 일들과 그가 치료한 많은 사람들을 생각하는 쪽으로 마음을 돌리려고 노력하고 있었다. 나는 관절염으로 오랫동안 고생을 했던 어느 부인이 내내 정통요법으로 치료를 받았으나 고치질 못하고 끝내 반쯤 마비가 된 다리를 절뚝거리면서 거슨 박사에게 이끌려 갔던 일을 생각해 내었다. 치료를 받은 지 3주일이 지나자 그 부인은 발가락과 손가락을 움직일 수가 있게 되었다. 그 뒤에, 부인은 발티모어에 있는 원래의 병원으로 찾아가서 의사에게 일어났던 일을 말하게 되었다.

"선생님께선 이러한 일이 불가능하다고 하시겠지요."

하고 그 부인이 말했다.

그런데 그 의사의 대답이 부인을 놀라게 했다.

"저는 그러한 일이 불가능하다고 생각하지도 않을 뿐만 아니라, 그 결과에 놀라지도 않습니다. 그 분은 아마 보지 못하겠지만, 언젠가 사람들이 그 분의 기념비를 세워줄 것입니다. 그러나 이 순간에만은 많은 의사들에게 그분은 가시입니다."

나는 거슨 박사를 마지막으로 만났을 때를 기억에 떠올렸다. 그때 그 헌신적인 조그마한 단체, 암치료재단의 회원들이 거슨 박사가 눈

물을 흘리면서 어느 환자의 죽음에 대하여 이야기했던 것을 나에게 들려주었다. 그 환자는 여자였는데, 6개월 동안 치료를 받으면서 상태가 매우 좋아졌다. 그런데 파혼을 당하게 되자, 그만 그 치료법을 중단해 버렸던 것이다.

그때 거슨 박사는 롱 존 씨의 라디오 프로에 다시 출연하는 것도 중지했다고 말했다. 전에 출연을 했을 때 급하게 주선을 했기 때문에 그 출연으로 어떠한 반응이 일어나리라는 것을 예상하지 못했었다고 그는 말했다. 뉴욕 의학협회의 검열 집행위원회에서는 그가 개인적인 선전을 하려고 출연을 하게 된 것이라고 추정했던 것이다. 거슨 박사는 이미 다 치료해줄 수 없을 정도로 많은 환자들이 몰려오고 있었기 때문에 환자를 모으기 위해서 자기 선전을 할 필요가 없다고 말했다. 그들은 거슨 박사에게 그 많은 환자들을 어디서 데리고 오느냐고 물었다. 그에 대하여 그는 이렇게 말했다.

"그 환자들이 처음에는 모두 여러분들에게 갔었지요. 그리고는 정골요법사에게 가지요. 그리고는 척주교정사에게 갔다가 다시 제게로 옵니다. 그런데 여러분들은 왜 그들을 고쳐주지 않습니까?" 큰 병원들에는 거슨 박사에 대하여 잘 아는 간호사들이 있는데, 치료가 불가능한 환자들에게 넌지시 거슨 박사에게 가보라고 한다는 것도 나는 알게 되었다. 한번은 어느 여자 환자가 그렇게 하여 오게 되었는데 그 병원으로 의료보고서를 가지러 사람을 보냈다.

"보고서를 보낸 후에 의사들이 찾아온다, 간호사들이 매일 찾아온다, 난리였지요."

하고 거슨 박사가 말을 했다.

"우리들이 돌보아 주겠습니다. 재검을 해봅시다. 이 요법을 해볼까요, 저 요법을 해볼까요, 하고 말하는데 그 환자가 딱 거절해 버렸습니다. '전 좋아지고 있어요, 아주 좋아졌어요. 거기엔 가지 않습니다. 선생님들은 더 해볼 길이 없다고 하셨잖아요? 제발 저 혼자 있게 해주세요.' 그러나 그쪽에선 환자를 그냥 두려 하지 않았습니다."

그날 만난 자리에서 거슨 박사는 무척 흥분해 있었다. 그는 이미 코발트(cobalt, 금속 원소) 치료법을 받은 환자도 성공적으로 치유시킬 수 있는 기술을 개발했던 것이다.

"저는 코발트 방사선 치료를 한 결과에 대한 보고서는 갖고 있지 않습니다."

라고 거슨 박사가 말했다.

"그럼에도 불구하고 나의 치료법이 듣게 되었습니다. 이제 우리 생애에서 가장 놀라운 결과들을 보게 되었습니다. 이제 나는 식도암을 치료하고 있는데, 의학 사상 처음 있는 일입니다." 그 암은 환자의 심장 가까이에 있는 5번째의 척추골에 자리를 잡고 있어서 수술이 불가능했다. 환자는 먹을 수도 마실 수도 없게 되었다. 숨을 쉬기도 어려워졌다. 무익한 코발트 치료법을 계속 받다가 그는 마침내 거슨 박사에게 오게 되었다. 8일이 지나자 그는 삼키고, 먹고, 마실 수가 있게 되었다. 믿을 수 없는 일이지만 그는 일터로 되돌아가 기계공으로 일을 하게 되었다.

"주치의는 그 환자가 음식을 취하기 위해서 위장에 튜브를 꽂고 있어야 한다고 했습니다."

하면서 거슨 박사는 즐거운 듯이 말을 이어갔다.

"지금 그의 유일한 불평은 두 시간마다 관장을 해야 한다는 것이지요."

그리고 나는 상원 청문회에서의 진술을 기억해 냈다.

"이 특수한 분야에 대하여 한 사람의 후계자도 없이 거슨 박사에게 무슨 일이라도 일어나면 그것은 재난이 될 것입니다……"

사람들이 언제쯤 그에 대한 기념비를 세우려 할 것인가 하고 나는 호기심을 갖게 되었다. 거슨 박사의 죽음을 알리는 전보가 알베르트 슈바이처 박사에게 전달되었는데, 그는 당시에 프랑스령 적도 아프리카 가봉국 램버레네시에 있는 자신의 병원에 있었다. 거슨 박사 부인에게 보내온 슈바이처 박사의 감동적인 편지는 다정한 친구를 그리워하는 하나의 기념비라고 불러야 할 것이다.

알베르트 슈바이처 박사의 편지(영역한 것임)

프랑스령 적도 아프리카
가봉국, 램버레네에서
1959년 3월 10일

거슨 부인께

얼마 전에 부군께서 저에게 편지를 주셨는데 다시 만나자고 하시면서 제가 언제 유럽에 들릴지를 알려달라고 했습니다. 기꺼이 이 사실을 기록해 둔 것은, 저 역시 다시 그분과 마주 앉아 조용히 얘기를 나누고 싶어서였습니다. 그런데 이제 그분이 떠나셨다니.

제가 마치 가족의 일원인 것처럼 전보로 소식을 주셔서 감동을 받았습니다. 부인께서 부군을 잃은 슬픔에 잠기시듯이, 저 역시 그러한 슬픔에 잠겨 있다는 것을 부인께서도 짐작하시리라 믿습니다. 저는 그 분이 제 아내에게 베풀어주신 모든 일들에 대하여 깊이 감사드려야 할 빚도 지고 있습니다. 그 분이 계시지 않았더라면 우리 집 아이가 아주 어렸을 때에 제 아내는 세상을 떠났을 것입니다. 아내는 언제나 그분에게 진심으로 깊이 감사해 했습니다.

그 분의 서거 소식을 듣고서 한 시간 동안이나 이 세상에 태어나신 뜻이 무엇이었나 하고 저 역시 생각해 보았습니다. 저는 그 분이 우리 의학사에 나타나신 가장 뛰어난 여러 천재 중의 한 분이었다고 믿습니다. 그 분은 본질적인 그 어떠한 면을 지니셨습니다. 질병의 본질과 치유의 과정에 대한 깊은 통찰력에서 출발하여 새로운 길을 걸어서 위대한 성공을 거두셨습니다. 불행하게도 그분은 과학적인 연구와 교육에 종사할 수는 없었습니다. 그분은 반대되는 정치적인 조건으로부터 크게 방해를 받았습니다. 그가 정상적인 시대에 태어나셨더라면 독일의 중요한 대학에서 장기간 교수로 재직하시면서 자신의 뜻을 펼 수가 있었을 것입니다. 그리고 그의 연구와 가르침을 이어나갈 학생들을 가르칠 수가 있었을 것입니다. 그리하여 평판도 얻고 격려도 받았을 것입니다. 이 모든 것들이 그분을 거부했습니다.

그 분은 뿌리가 뽑혀져 이민을 가신 분으로 연구와 작업을 하시기가 무척이나 어려웠으며 언제나 도전을 받는 투쟁가로 살아가야 했습니다. 그 분을 잘 알고 이해하고 있던 우리들은 그분이 실망에서 벗어나고 또 벗어나면서 자신의 길을 걸어가 적들을 정복해 나가는 데에 찬사를 보내왔습니다.

그 분의 기본적인 개념들 중에서 많은 것들이 그 분의 이름과 관계 짓지 않은 채 여러 사람들에게 채택되어져 왔습니다. 그 분이 남기신 유산은 주목을 받게 될 것이며, 마침내 그 분을 제 위치에 자리잡게 할 것입니다. 그 분이 치유시켜 주었던 많은 분들이 그 분의 생각이 옳았다는 것을 증명하여 줄 것입니다. 저는 또한 이미 그 분의 새로운 세계를 따르는 후진들이 생겨나서 그의 유업을 이어가리라고 믿습니다.

  그를 알고 찬사를 보내왔던 우리들은 오늘 그 분이 투사로 태어나서 반대되는 운명에서도 자신을 증명하면서 우리들과 함께 살았던 것을 조상하고 있습니다.

항상 따뜻한 마음으로 부인을 생각하고 있는,
알베르트 슈바이처 드림

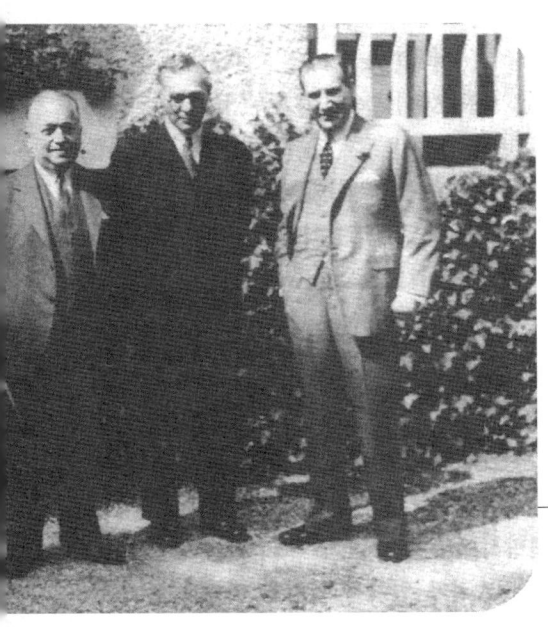

모에 에른스타인(오른쪽) 씨와
파리 베파야 은행장인 호레이스 피날리 씨.
그는 거슨을 위하여 파리 근교에다
35실을 갖춘 요양소를 마련했다.

13. 불후의 업적은 영원히

거슨 박사의 이야기를 쓰면서 그와 관련된 일들이 너무나 충격적이어서 그대로 믿기가 어렵다는 것을 느끼지 않을 수가 없었다. 나의 이야기를 전해 들은 친구들은 그러한 일들이 이 시대의 오늘에도 일어날 수가 있느냐고 하면서 분노에 차서 그들에게 반대의 의사를 보였다. 우리들 모두는 순진하기만 했던 것이다. 암에 관한 한 많은 논쟁이 있어왔다. 전국에는 일방적으로 투쟁을 벌이고 있는 조그마한 단체들이 많이 있다. 암치료에 효과가 있어서 감탄을 자아내게 하는 의사들도 더러 있어 왔으나 그들은 짓밟히고 내팽개쳐져 외로움과 비탄에 쌓여서 말년을 보내게 되었다.[1]

그러나 많은 대중들은 의료계의 기성 세력들이 쏘아대는 두려운 경고와 선전 때문에 외로운 의사들의 외침이나 기성 세대의 횡포에 대한 비난의 소리도 들을 수가 없다.

---

1) 나텐버그 모리스, 「암 보도금지」 시카고, 리젠트하우스, 1959년

국회의 기록에서 나는 우연히 크레비오젠(krebiozen) 스캔들을 접하게 되었다. 1958년 8월 23일 일리노이즈 출신의 의원 로날드 V. 리보나티 씨는 의회에서 다음과 같이 연설을 했던 것이다.

"의장님, 크레비오젠 사건은 슬픈 이야기로서 미국의학협회의 전직 사무원들이 사실 무근의 반대 행위를 하여 의학계의 위대한 학자인 앤드류 C. 아이비 박사에게 가증스러운 행위를 가한 범죄가 드러났는데, 이 박사님은 일리노이즈 대학의 임상 과장으로 계시며 빼어난 생리학 교수로서 뚜렷한 자리를 차지하고 있고 시카고 의학협회의 회원이시기도 합니다.

진실한 과학자는 진리를 추구하는 사람이며 앤드류 C. 아이비 박사가 바로 그러한 타입의 모범이 되시는 분입니다. 그는 그들 모두가 미국의학협회의 회원인 250명의 의사들과, 여러 차례의 실험을 해본 결과 이 약을 사용하면 생물학적인 활동이 일어난다는 것을 알게 되었습니다.

스테반 두로빅 박사와 그의 형제인 마르코 두로빅 씨는 아르헨티나에서 크레비오젠의 개발을 위하여 자신들의 돈은 물론이고 친지들의 돈까지 끌어들여 막대한 자금을 썼으며 크레비오젠 재단을 만들어서 죽어가게 방치한 암의 희생자들, 말기 환자들에게 그 약을 투여하느라고 또한 많은 돈을 썼습니다.

저는 개인적으로 이 사건의 전모에 대하여 잘 알고 있는 바, 일리노이주의 주의회의 위임을 받아 국고 보조를 받아서 운영을 하고 있는 일리노이즈 대학의 연구에 대한 자유를 방해할 음모가 있었는지에 대한 질의에 답을 내리기 위해서 구성된 위원회의 부의장직을 맡았기 때문입니다. 그에 대한 공청회에서 많은 전문가들을 증언대에 올려, 여러 번 조사를 한 결과에 의하면 의심의 여지가 없이 미국의 학협회의 끄나풀들이 세상에 거짓 보고를 흘려서 아이비 박사와 그의 동료 의사들이 이루어낸 과학적인 발견에 대한 공중의 신뢰도를 파괴하였습니다. 이 주제에 대하여 지난 5년 동안 논쟁을 해왔으며, 그동안 의사들이 사적으로 자신의 환자들에게 그 약을 투여하여 좋은 결과를 얻었다고 많은 보고를 해왔음에도 불구하고, 지금도 논쟁은 계속되고 있습니다.

이 주제와 조사, 그리고 그에 대한 결론 등에 대한 내용이 두 권의 책에 잘 표현되어 있는데, 그 중 한 권은 허버트 바일리 씨가 쓴 「K-크레비오젠은 암의 열쇠인가?」라는 책으로 1955년에 발간되었습니다. 최근에 G. P. 푸트남즈 산스사에서도 「생사의 문제」라는 책을 발간했는데, 이 회사는 어느 책을 발간하든 선택에 매우 신중하며 특히 과학 분야의 주제를 다루는 책에는 엄격하여 동사(同社)의 성가와 성실성을 높여주고 있습니다. 크레비오젠이 믿을 만한 가치가 있다고 결론을 내린 조사 내용을 방해하고 있는 이 불행하고도 냉담한 현실을 해결할 수 있는 어떤 조치를 취하지 않으면 86차 회의에서는, 하느님께 맹세를 드립니다만, 대중의 이익을 위해서는 꼭 그렇게 하여야 한다는 신념에서, 상술한 바와 같은 조사업무를 방해하는 여러 가지 요소에 대하여 조사를 하자는 결의안을 제출하겠습니다. 미합중국 국민들의 복리를 지키기 위하여 과학적인 연구를 방해하려는 음모가 의회의 특권하에서 조정되어야 한다는 것은 원칙적인 것입니다.

어떠한 기관도 정의의 권리가 정직한 사람들과 그들의 작업에 할당되는 것을 문제시하거나 거부할 수는 없습니다. 특히 그러한 정의의 권리가 해마다 가족들에게 거대한 비용을 안겨 주면서 고통을 안고 죽어가는 수많은 사람들과 관계가 있는 일에 미치는 것이라면, 아니면 그러한 원인 때문에 이 나라의 곳곳에 설립된 자선 기관들과 관계가 있는 일에 미치는 것이라면, 더욱더 그 기관의 정의의 권리에 대하여 도전을 하거나 거부를 해서는 안됩니다.

본인은 이 순간, 일리노이주 의회에서 행했던 것과 같이 미국의학협회가 아이비 박사가 이룩한 정당한 업적에 대하여 보내온 탄원서에 유의를 보일 것과 앤드류 C. 아이비 박사에게 공정한 기회를 주어 그의 의도가 인류의 복지를 위한 것임을 증명할 수 있게 하라고 경고를 드리는 바입니다."

1959년 2월 12일 기록에서 리보나티 씨가 다음과 같이 언급한 것을 찾아보게 되었다.

"의장님, 크레비오젠 논쟁은 아직 아무 것도 하지 않은 상태에서 묵혀져 있습니다. 그것에 대한 조사위원회의 토론은 그 약을 암 환자에게 투여하여 과학적으로 반응을 조사할 것인가, 말 것인가에 대하여 진정한 결론을 내리지 못하고 있는 듯합니다. 그 동안에도 수많은 사람들이 신체 조직의 부패로 중독된 고통 속에서 죽음을 향해 가까이 가고 있습니다. 이에 대하여 주의를 주는 사람들도 없는 듯합니다. 100만 달러의 기금으로 설립한 암 치료소의 어느 누구도 지난 9년 동안 크레비오젠 연구 재단에서 제시한 거의 경이적인 의학 보고서에 흥분을 느끼지 않았습니다. 그리고 500명의 의사들이 암 환자들, 모두 말기 암 환자들에게 크레비오젠을 투여하여 얻은 결과를 적은 보고서에도 말입니다. 그렇습니다. 다른 의사들은 환자를 사랑하는 이들에게 이렇게 말해 줍니다. '이제 희망이 없습니다. 환자는 곧 죽을 것입니다. 아무 것도 할 수가 없습니다. 시간 문제일 뿐입니다.' 그러나 의료계에도 신성한 히포크라테스의 선서에 따라 인류애와 생명을 사랑하고 하느님을 두려워하는 사람들이 있습니다. 그들도 비밀리에 크레비오젠을 사용하는데 동료들의 사악한 반대를 피하기 위하여 환자를 밤새워 치료하면서 환자에게 일어나는 모든 변화를 기록 합니다. 이들 기록서들은 크레비오젠이 암연구에 과학적인 가치가 있음을 보여주는 부정할 수 없는 증명서가 됩니다.

크레비오젠을 사용하면, 첫째, 진정제가 듣지 않을 때 고통을 제거시켜 줍니다. 둘째, 어떤 종류의 암 환자에게서든 종양의 크기가 작아집니다. 셋째, 식욕을 유발시켜 음식을 먹을 수 있게 하여 자연적인 원기를 돋구어 줍니다. 넷째, 8개월 동안이나 침대에 누워 있었던 환자가 침대를 벗어나 걸을 수 있게 했습니다. 다섯째, 크레비오젠은 생물학적으로 활동성이 있습니다. 여섯째, 크레비오젠은 암성장을 중단시키고 제어합니다. 일곱번째, 크레비오젠은 암에 대한 투쟁에서 새로운 과학적인 아이디어와 방법의 연구에 대한 하나의 답을 내려 줄 것입니다."

리보나티 씨는 크레비오젠 논쟁에 대한 투쟁을 계속하였는데, 자신에게 격려의 편지를 보내준 한 변호사에게 1959년 2월 16일자 답으로 보낸 편지를 인용해 주었다. 그 편지의 일부를 소개하면 다음과 같다.

"미국의 암협회가 미국의학협회의 지배하에 있다는 것은 의문의 여지가 없는 사실이며 귀하의 질문에 대하여 회피성의 답신을 보낸다는 것은 협회의 이사진과 그 질문을 넘겨받은 각종 위원회가 '아무 것도 하지 않은 정책'에 따라 사악한 압력을 받고 있는 결과임을 증명해 주는 것으로서……

　자선을 위한 계획 사업에 쓰라고 수백만 달러를 증액하여 본들 그것은 부정의 횡령거리에나 이용당하고, 사안들이 발전에 대한 조사와 연구 단계에 오래도록 머물러 있을수록, 그들은 더욱 편하게 후원금이나 월급을 받게 될 것입니다.

　이 사건에 대한 귀하의 견해를 알려주시면 고맙겠습니다. 왜냐하면 이 자선 사업에서 악성적으로 월급을 축내는 것을 뿌리까지 추적해 내는 것이 중요하기 때문입니다. 우리가 개선책을 찾고 있는 동안 저 사람들은 그들의 행위가 목적상 정당했다고 심하게 핑계를 대고 있습니다. 그들은 국민이 바라는 대로 자선금을 집행한 듯한 사람들을 반대하여 큰 소리로 욕설을 퍼붓습니다. 아마 우리들은 미국 암협회의 운영에 대해서도 조사를 해보아야 할 것 같습니다. 그들의 '아무 것도 하지 않으려는' 태도는 적어도 환자들의 치료를 원하지 않거나 다른 사람들의 고통을 연장시키려 하는 것이 아닌가 하고 의심이 가게 할 정도이며, 자신들에게는 완벽한 치료를 하기를 원하면서 빈들거리며 시간을 보내고 있습니다. 암의 억제에 대하여 지금쯤이면 저들이 무엇인가를 해놓았어야 했습니다. 크레비오젠 쪽에서는 크레비오젠 연구 재단에서 500명의 의사들에게 실제로 환자를 다루면서 보고서를 만들게 하여 정리한 자료를 누구든지 읽을 수 있게 하고 있는 데 반하여…"

　그리고 1959년 3월 3일에 리보나티 씨는 의회에서 이렇게 말했다.

　"의장님, 저는 과학주의에 대하여 연구의 자유를 획득한 앤드류 콘

웨이 아이비 박사의 영광을 기념하는 만찬에 참석한 바가 있습니다.

그 연구의 자유는 최근 수년 동안 미국의학협회의 정치적인 과학지도자들이 만든 기만 때문에 핍박을 받았습니다. 그 정치적인 과학지도자들은 보고서를 위조하고 정직한 정보를 억압했으며 반대자들을 무참히 강타하였는데, 물리적으로 또는 압력을 가하여 크레비오젠에 대한 진실이 미국민들에게 알려지는 것을 방해하였습니다."

국민들로부터 선택된 대표자들의 강력한 연설들이 뒤따랐다. 놀라운 말들이 뒤따랐다. 크레비오젠 논쟁은 내가 쓰고 있는 이야기에도 관계가 있기 때문에 나는 허버트 바일리 씨가 쓴 「생사의 문제(A Matter of Life and Death)」라는 책을 한 권 구했다. 그것은 충격적인 내용이어서 관심이 있는 분들에게 리보나티 씨가 언급한 두 권의 책 중에서 한 권이나 아니면 두 권 다 구하라고 강력히 권했다.

그 책을 읽어보아야 자신의 의견을 정리할 수가 있으며 진실을 알지 못하면서, 아니면 일방적인 얘기만 듣고서 그 점에 관하여 감정적으로 자신의 의견을 제시한다는 것은 분별력이 없기 때문이다.

나는 크레비오젠에 대한 이야기를 하고 싶지는 않다. 그에 대해서는 벌써 이야기가 많았으며 지금도 다른 사람들에 의하여 진행이 되고 있기 때문이다. 그리고 내가 이 이야기를 들고 나온 것은 크레비오젠에 대하여 의심을 하는 사람들이 많이 있기 때문이다. 나 역시 진실을 알기 전에는 의심을 했던 것이다.

나는 바일리 씨를 방문하여 크레비오젠을 알리기 위하여 무엇을 할 것이냐고 물었다.

"의회에서 미국의학협회에 대한 조사가 있어야 한다고 믿습니다. 아마, 머지않아 그렇게 하리라 믿습니다."

하고 그는 대답했다.

"우리가 이 일에서 승리를 하게 되면, 곧 조사가 진행되겠지요. 그런데, 현재 사실은 아이비 박사가 치료를 받고 암을 극복한 후 5년 이상 살고 있는 사람들에 대한 병력을 갖고 있습니다.[2] 박사는 3주일 전에 시카고에서 있었던 기념 만찬에서 이러한 사실을 발표했습니다. 시카고에서 발행하는 신문들은 이 사실을 전단 표제에 내놓았으며 전 미국의 신문들이 그 사실을 취급했습니다. 그런데 뉴욕에서는 한 신문만이 그것을 취급했을 뿐입니다. 어찌되었든 그러한 증거가 있는 데다, 사실 증거는 매일 불어나고 있습니다만, 결과적으로 압력이 너무나 강해지는 데다가 대중의 의견 또한 강해지고 있으니까 미국의학협회의 반대가 없어지리라 믿습니다.

제 의견으로는 의사들의 절반 이상이 이러한 일이 일어나기를 바라고 있습니다. 실로 많은 의사들이 미국의학협회를 지지하고 있습니다만, 사람들이 생각하는 것만큼 많지 않으며 겨우 절반 정도이지요. 제가 그렇게 설명을 드리는 것은 그 의사들이 제도화된 의료 사회에 서 있기는 하지만 미국의학협회에 헌신적으로 추종하고 있지는 않다는 뜻입니다. 왜냐하면 그 의사들은 그 조직을 두려워하고 또 먹고 살아야 하니까요. 그들이 그 조직에 의지하지 않으면 늘 얻어맞게 되어 있으니까요. 중요한 것은 의사들이 크레비오젠에 대한 진실된 사실을 모르고 있다는 것입니다. 그들은 제가 쓴 책을 읽어보아야 비로소 확신을 갖게 됩니다. 사실은 그러한 일들이 많이 일어났습니다. 저는 이러한 사실이 머잖아 활짝 공개되기를 바랍니다. 시카고시 디어본가 343 S번지에 자리잡고 있는 크레비오젠의 공정 조사를 위한 위원회는

---

[2] 최근의 보고에 의하면 150명의 환자들이 암을 고치고 4년에서 10년까지 생존하고 있다고 한다.

이 약의 공정한 조사를 위하여 오래도록 힘겹게 싸워 왔는데, 이제는 그러한 일이 일어나리라 믿습니다."

나는 허버트 바일리 씨에게 혹시 거슨 박사의 업적에 대하여 아는 바가 있느냐고 물어보았다.

"저는 그분을 만나 뵈었습니다. 그건 선생도 아시는 사실이지요, 정말이지 전 그분의 치료법에 대하여 많이 생각해 보았습니다. 저는 그분의 치료법에 대하여 많이 알고 있지는 않습니다. 그러나 최근 수개월 동안 여기 저기엘 다니다가 그분이 치료를 했던 환자들의 기록들을 보게 되었습니다. 저는 그 기록들을 보고 대단히 감명을 받았습니다. 정말이지 그의 이론은 탁월하며 말기 환자들을 치유시켰다니 놀라울 뿐입니다. 만일 거슨 박사가 놀라운 치료법을 갖고 있지 않았다면 슈바이처 박사 같은 분이 확고히 지지할 수가 있겠습니까?

이러한 사실로 미루어 볼 때 그 치료법에는 무엇인가가 있다고 추론을 할 수가 있겠지요. 거슨 박사를 조사하기 위하여 위원회가 다섯 번이나 열렸는데, 위원회가 열릴 때마다 동의를 했으면서도 그 결과는 발표되지 않았습니다. 물론 매사추세츠주의 북쪽에 계시는 링컨 박사도 같은 꼴을 당했습니다. 그런데, 그것은 그를 죽이는 것입니다. 제가 생각하기로는 링컨 박사 역시 새로운 치료법을 갖고 있었지요. 그분은 세균 분해 바이러스 요법을 아주 성공적으로 이용했습니다. 암에 대해서는 그 요법이 일정하게 적용되지는 않았으나 다른 질병에는 그 요법으로 대단한 성공을 가져 왔었지요. 그리고 그 요법이 대단한 이론적인 근거도 갖고 있습니다. 저는 질병을 확실히 고쳐내는 요법이 적어도 12가지쯤은 있으리라고 믿고 있습니다. 저는 처음에 이러한 일들이 크레비오젠에도 일어나고 있는 것을 보았습니다.

그래서 여러 사람들과 교신을 했습니다. 그들은 박해를 받고 내쫓김을 당하여 실제적으로 존재할 수가 없었습니다.

그건 그렇고, 어느 의사는 거슨 치료법과 크레비오젠 요법을 동시에 쓰고 있는데, 아마 그렇게 하면 효과가 더 크리라 믿습니다. 그 의사는 그렇게 하여 대단히 성공을 거두었습니다. 거슨 식사법을 하면 인체내에 충분히 갖고 있지 않는 자연적인 호르몬을 취할 수가 있겠지요. 거슨 치료법은 빛을 보게 될 것입니다."

그러나 거슨 박사는 그날을 보지 못했다. 그는 그의 치료법을 유산으로 남겼다. 그 치료법을 현명하게 이용할는지, 그것은 결국 다른 의사들의 손에 달려 있다.

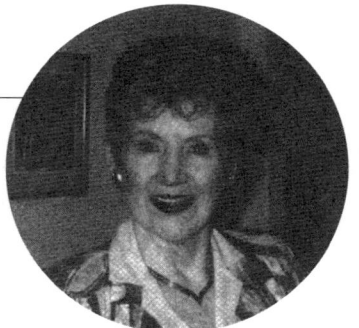

버지니어 골든 여사. 1988년의 모습

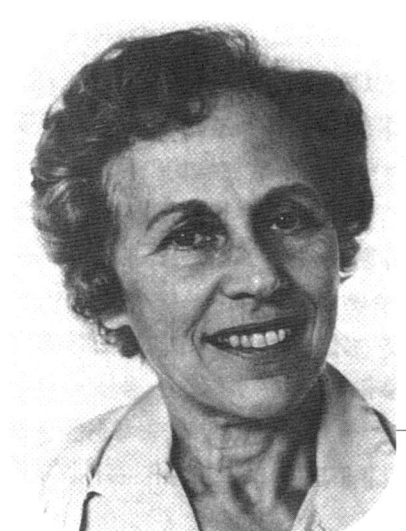

샬럿 거슨. 현재 거슨연구소의 이사장

14. 세기를 걸어간 의학의 천재

거슨 박사의 업적은 그와 함께 무덤으로 들어가지 않았다. 캘리포니아 91908-0430, P. O. BOX 430에 주소를 둔 거슨연구소는 교육 사업을 진행하고 있으며 몇몇 의사들은 그의 치료법을 이용하고 있다. 어떤 의사들은 그의 치료법을 인정하면서도 자신의 치료에서 그 요법을 실천하면 받게 될 직업상의 위험 때문에 환자들에게는 적용시키지 못한다. 만일 의사들이 병원에서 그 요법을 적용하면 많은 압력이 가해지며 결국엔 설득하여 그 요법을 단념시켜 버린다. 이러한 일은 거슨 박사 생존시에도 일어났었는데, 거슨 박사에게 엑스레이 사진을 도와주었던 뉴욕병원의 방사선 치료사가 그렇게 당했었다. 그는 중단해야 했다. 최근의 경우에는 1962년 뉴저지에 있는 한 병원에서 거슨 치료법을 행했는데, 그 의사도 같은 일을 당했다. 그는 병원의 문을 닫아야 했으며 거슨 치료법을 시험용으로 이용하게 허용하여 줄 것을 탄원하고 있다.

알베르트 슈바이처 박사가 거슨 박사에 대하여 쓴 말 중 '그의 많은 근본 요법은 거슨 박사의 이름을 대지 않고 다른 의사들이 이용하고 있다'라는 말은 날이 갈수록 더욱더 부인할 수가 없게 되어 간다. 조직화된 의료계의 회원 중에서 비타협적이며 자신의 이익만을 추구하는 속 좁은 의사들은 과학자들에 의하여 불질러지는 예리한 진리에 의해 이 나라에서 추방당하리라.

미국 교도소에서 자원을 받아 많은 인간 모르모토들에게 살아있는 암세포를 접종하여도 암이 발생하지 않는다는 사실에 거대한 암 연구단체들이 난처해 하고 있는 것이 분명해져 가고 있다. 이러한 실험을 되풀이하는 데서 많은 시간을 소비하고 원을 사각형으로 만들겠다는 것과 같이 어리석은 행위에 아무리 많은 공금을 퍼부어 보았자, 그것은 거슨 박사의 '정상적인 신진대사에는 암이 없다'라는 말의 영광에 빛을 더해 줄뿐이다.

이 문제에 관한 한 옛날처럼 그렇게 심하게 논쟁할 필요가 없어졌다. 오늘날에 와서는 매이요 재단과 매이요 병원에서 근무하는 어느 의사가 알레르기 재단의 이사회에 참석하여 "알레르기는 자연적인 면역 과정과 밀접한 연관이 있다고 믿어지며, 세균의 침입에 대항하기 위하여 인체에서 항체를 만들어내는 것이라고도 말할 수가 있게 되었다. 그리고 여러 가지의 증거가 있는데 인체 내에 있는 저항력의 어떤 요소들은 암의 초기 발단과 그 다음에 일어나는 진행 과정과도 밀접한 관계가 있다"라고 말할 수 있게 되었다. 이론가들은 의사들에게 "암세포는 정상적인 인체내에서도 때때로 발생하며 이들 세포들 대부분이 대단히 비정상적인 것으로 발달하면 인체의 자연적인 저항력이 공격을 하여 정상화시켜주는 것이다"라고 말하기도 하며 또한 그렇게 보고서를 작성해 주기도 한다.

　현재에는 암에 대한 간의 역할을 부인하기가 점점 더 어려워져가고 있는데 그것은 거슨 박사가 이미 강조를 해왔던 것으로 특히 암억제 물질인 TIP(Tumor Inhibitory Principle)를 발견한 이후부터는 더욱 그러한데, 그 물질은 간에서 만들어지기 때문이다.

　1961년 6월 30일자 「뉴욕 타임즈」는 다음과 같은 기사를 실었다.

　"쥐에 대한 암실험에서 정상적인 간은 암의 성장을 강력하게 저지하는 화학 물질을 만들어낸다고 암전문가가 어제 발표했다. 그 물질은 혈장과 담즙으로 나누어 공급이 되는데, 암 환자에게서는 이 물질이 발견되지 않는다고 한다…. 이러한 증거로 보아 이와 같은 억제요소의 물질이, 유전적이든 후천적이든, 결여되는 것이 암을 유발하는 결정적인 원인이 된다는 가설이 성립되는 것이라고 그는 말했다."

　현재에는 암에 대한 영양의 역할에 대한 이론을 비웃어대기가 점점 더 어려워져가고 있으며 특히 어느 유명한 연구가가 식사의 급격한 변화에 따라 빵 조각에다 생선과 육류를 보태어 먹으면 간을 해쳐서 암을 발생시킨다는 것을 발견한 이후부터는 더욱 그러하다.

　그리고 또한 암과 문명식에는 어떤 연관이 있다는 것도 점점 더 부인하기가 어려워져 가고 있는데 에스키모인들을 비롯하여 옛날에는 암이 없었던 많은 사회가 백인들이 소위 문명의 혜택을 끌어들인 이후에는 원주민들 중에서도 암 환자가 나타나고 있는 것으로 보아서도 그러하다.

　그러나 암에 대한 투쟁에 대하여 아직까지도 중대한 침해가 있어 왔다는 사실을 부정하기는 어렵지 않다. 1957년에 수술비를 청구한 10만 명의 보험 가입자들을 조사하여 발표한 어느 보험 통계 자료에 의하면 수술을 받은 7명 중 1명은 암수술을 받았다고 한다. 1947년도에 행한 이와 같은 조사에서는 14명 중 1명이 암수술을 받은 것으로 알려졌다. 이 보고서를 작성한 건강보험연구소는 미국의 건강보험협회를 대표하고 있으며 그 보험협회의 회원사는 모두 259개의 보험회사들이다.

최근 미국의 신문에서 떠들썩하게 취급했던 의료 재판에 대한 기사가 있었다. 그것은 1961년 여름에 일어난 것으로 독일의 뮌헨에서 살고 있는 조셉 이셀스 박사에 관한 재판이었다. 누구든지 이 재판에 대한 기사를 읽어보지 않았다면 이상하다 할 정도로 많은 신문들이 그것을 다루었다. 유럽을 위시하여 세계의 거의 모든 일간지들은 물론이고 소형 신문과 잡지들도 그 기사를 상세히 보도했다. 미국의 「타임」지에 비견할 수 있는 독일의 「스피겔(Der Spiegel)」지는 이셀스 박사의 사진을 표지에 내면서 전대 미문의 12페이지나 그 기사에 할애했다.

재판의 요지는 다음의 내용이었다.

"어느 의사든 자기 독단으로 말기 암 환자에게 정통 치료법을 적용하지 않고 새로운 치료법으로 치료를 할 수가 있는가?" 재판에 회부되었던 조셉 이셀스 박사는 1951년에 테게른세의 로타흐 에게른에 암의 내과적 치료를 위한 병원을 개설하였다. 그가 실시하는 치료법의 내용과 양상은 거슨 치료법의 내용과 거의 같은 것이었다.

1951년에 전체주의 의학자(인체의 부위에 따라 질병을 보지 않고 인체의 전체를 다루어야 한다는 의학을 신봉하는 의사)들이 독일의 베르히테스가덴에서 모임을 가졌다. 거슨 박사가 이들 뛰어난 의사들에 대한 강연의 요청을 받았다. 그의 강의는 오후 시간만으로 잡혀져 있었는데 만장일치의 갈채를 받으면서 저녁 시간까지 연장되었다.

거슨 박사는 암의 본질에 대한 자신의 견해를 밝혔는데, 암은 유전에 의하여 발생하거나 후천적으로 발생한 결함과 영양의 결핍에 따라 발생한 일반적인 불균형에 의하여 일어난다고 설명하였다. 정통의학에서는 암을 국부적인 질병으로 보기 때문에 그 부위에 대한 치료법을 강조한다. 그들은 수술을 하고 몇 가지의 화학 요법을 가미한 방사선 치료를 하는데, 비록 그들의 기술이 장족의 발전을 하였다고 하더라도 실패율이 크며 인체 내부에 잠재해 있을 원인 때문에 새로운 종양이 발생하게 된다.

거슨 박사는 건강한 인체는 암을 발생시키지 않으며 설령 발생이 되더라도 싸워서 물리칠 수가 있다는 원리에서 자신의 이론과 치료법을 정리해 내었다고 설명하였다. 거슨 박사의 환자들은 거의가 다 죽어가는 말기 암환자들인데 그가 어떻게 자신의 치료법을 개발했으며 그 방법을 그들 환자들에게 어떻게 적용시키고 있는가에 대하여 설명하였다.

인체의 여러 기능들을 회복시키기 위해서 가능한 대로 인체내의 독과 유해 물질을 충분히 배설시키고 건강을 유지시키기 위해서 필요한 인체의 화학 기능을 재건시켜 주어야 한다고 말했다.

강의가 끝난 후에 질문과 그에 대한 답변이 이어졌다. 거슨 박사는 그의 치료법과 실제적인 식이요법에 대하여 설명하였다. 신선한 생과일과 야채를 먹이고 여러 가지의 특수한 신선한 녹즙을 매일 많이 마시게 하며, 자주 관장을 하여 배설을 시키고, 소간으로 만든 즙을 먹이고 의사의 재량에 따라 어떤 환자에게는 소간즙을 주사하는 등의 간요법도 해야 하며 비타민과 미네랄도 먹여야 한다고 했다. 그렇게 하기를 수 주일이 지난 후에 요구르트나 신 우유로 만든 카티지 치즈 같은 가벼운 단백질을 먹여야 한다고 했다.

들리는 말에 의하면 그날의 모임에 참가했던 의사들 중의 하나가 조셉 이셀스 박사였는데, 그는 거슨 치료법에 불타는 흥미를 보였다고 한다. 강의를 마친 뒤에 이셀스 박사는 거슨 박사와 마주앉아 수많은 질문을 했으며 그 모든 것을 상세히 기록해 두었다고 한다.

이셀스 박사의 병원은 점점 커져 갔다. 의문의 여지가 없이 이셀스 박사는 다 죽어가던 말기 암 환자들 중에서 비정상적으로 대단한 결과를 건져내었다. 1960년 9월 15일에 그는 사기와 살인 혐의로 체포되었다. 말기 암 환자와 가족들이 그가 고쳐내겠다고 약속하는 것을 들었다는 것이 사기죄에 해당되는 부분이었다. 그리고 한 지방검사가 그의 치료를 받은 세 명의 환자가 죽은 사실을 알아냈는데 그들이 이셀스 박사가 치료를 하기 전에 정통 치료법을 적용 받았거나, 아니면 이셀스 치료법 대신에 정통 치료법만 받았더라면 더 오래 살았을 것이라고 그 검사가 주장을 하여 살인죄가 적용되었다.

유럽에서 가장 존경을 받고 있는 의사 중의 한 분인 술텐 교수는 오직 세계적인 의료계의 모임에서만 이셀스 요법이 효과가 있는지의 여부에 대하여 판단을 내릴 수 있다고 주장했다. 그리고 그는 주장하기를 현재 진행되고 있는 재판에서 이셀스 요법의 가치에 대해서는 어떠한 증거도 제시하지 못하게 막아버리고 그에 대한 토론도 못하게 하여 그 내용을 대중에게 알리는 것도 거부하고 있다고 비난했다. 그런데 전에 이셀스 박사에게 불리한 증거를 주는 조건으로 2500달러를 받았으며 그 증거가 그 재판에 이용되고 있다는 증인이 나타나서 떠들썩해졌다.

이셀스 박사는 자신에 대한 고소가 아직까지 암의 발생 원인과 치료법을 잘 모르고 있다는 사실을 인정하고 있는 낡아빠진 의료 지식에 근거한 것이라고 반박하면서 자신을 방어했다. 그는 주장하기를 수수께끼 같은 암에 대한 투쟁으로 정통 학교에서는 수술, 방사선 요법, 화학 요법을 가르치고 있는데 그것들은 부분적으로만 효과가 있을 뿐이며 동시에 발암의 요인이 된다고 했다.[1] 이셀스 박사는 말하기를 아무도 그 모순에 대하여 의문시하지 않는다고 했다. 그래서 자신은 최종의 말기 암환자들에게 아무런 해가 없는 식이요법을 공여하고 있으며 자신이나 자신의 가족들도 그러한 식사를 한다고 했다.

　사기에 대한 고소는 취하가 되었으며 살인죄에 대해서는 1년간 집행유예 판결이 내려졌는데 그는 즉시 항소를 했다. 이 재판에 대한 최종 소식은 아직 못 들었다. 고소자측의 증인 한 사람이 위증을 한 것으로 판명되었다는 것은 특이했다.

　독일의 언론계나 독자들은 해마다 정부로부터 많은 지원금을 받고 국민들로부터 많은 금액을 희사 받는 의료계가 그들의 궁극적인 비밀을 표출시키지 않는 데 대하여 법정이 재판권을 행사해야 한다고 비난을 퍼부었다.

　엑스레이 요법과 수술을 받아도 겨우 18%만이 성공적이라고 어느 신문이 외쳤다. 그런데도 전문가들은 사람들이 지속적으로 검사를 받아야 하며 엑스레이 사진을 찍어야 한다고 한다. 무엇 때문에? 그것도 재판이라고 불러야 하나? 그 의사는 무엇을 하였단 말인가? 그는 불치병을 고치기 위하여 정통 요법에다 자신이 개발한 요법을 보태

---

1) 막스 거슨 박사의 『암식사요법』에서

었을 뿐이잖은가. 그건 그렇고, 도대체 이러한 재판이 과연 필요한가? 「스피겔」지는 이렇게 결론을 내렸다.

"실제로 누가 옳고 그른지를 말하기가 불가능하다. 누가 깨끗하고 더러운지도 알 수가 없다. 암이 무엇인지 진실로 아는 사람도 없다."

"일년 후에나 삼년 후에는 알게 될 것입니다."

하고 독일과 오스트리아의 유명한 병원에서 온 방사선 치료사들과 외과의사들이 말했다.

"무엇을 알 수가 있다는 거요?"

하고 지방검사가 물었다.

"어느 치료법이 암을 치료할 수 있는지에 관해서요."

의학의 역사는 거의 믿기 어려운 우둔함에 대한 이야기이며, 거의 믿기 어려운 정도의 천재와 인내에 대한 이야기이다. 보잘것없는 하나의 진보, 보잘 것 없는 하나의 발견, 그때마다 의료계의 동료적인 우애에 의한 격렬한 반대가 있었음에도 불구하고 의학이 이만큼이나마 발전해왔다는 것은 놀라운 일이다. 몇 년 동안, 수 십년 동안, 때로는 수 백년 동안 어떤 발견에 대한 논증이 거듭되다가 마침내 공식화되는 동안에 수백만의 사람들이 그로 인하여 죽어간다. 의학계의 선구자들은 투옥 당하거나 처형 당하거나 쫓겨다녔으며, 아니면 천재성 때문에 미쳐버렸다. 이제는 그들의 이름이 영웅들로 칭송되고 있으며 모든 학생들도 외우고 있다.

거슨 박사의 이름도 여기에 포함될 수 있을까?

미래에 세상사람들은 그에 대하여 이렇게 말할 것이다.

'그 사람은 희망이 없는 곳에 희망을 보내준 사람이며, 생명이 없는 곳에 생명을 불어넣은 사람이다' 라고. 아니면 사람들은 이렇게 말하리라.

'거슨 박사는 자기가 우주에 심은 나무에서 새로운 인식이 태어났으며 아무도 그보다 더 큰 성취를 이룩할 수 없으리라는 것을 알게 될 것'이라고.

부록 1

거슨의 일반적인 식사법

△ …여기에서 소개하는 식사법의 요점은 건강이 좋지 않아서 군의 입대를 거부당하거나 생명보험의 가입도 거부당한 사람들에게 오래도록 적용시켜 보고 얻어낸 것이다.

△ 이러한 환자들은 다음의 식사법을 실천하여 회복이 되었다. 만성적인 질병에서 벗어난 수많은 환자들과 그들의 가족들이 이러한 식사법을 장기간 실천한 결과 대단히 좋아지게 되었다. 대부분의 사람들이 건강을 찾아 생명보험의 가입은 물론이고 정상적인 근무도 하게 되었으며 원기가 증가되고 업무 능력도 신장되었다. 나를 위시한 우리 집 가족들도 30년 이상 이 식사법을 실천해 오고 있다.

이 식사법에서 생활의 습관, 가족의 잔치, 휴일의 식사 등에 따라 상당히 변화를 줄 수도 있는데 대개 전체 음식의 양에서 1/4 쯤은 각자의 기호에 맞추어 선택할 수가 있는 것이다.

그 외에 전체의 3/4은 대단히 중요한 인체의 기관들, 즉 간, 신장, 뇌, 심장과 여타의 다른 기관들의 기능을 보호하는 목적에 반드시 이용되어야 하는 것이므로 본 식사법에서 권하는 음식을 취해야 하며, 그것들을 체내에 비축시키되 그것 때문에 이들 중요한 기관들에 부담을 주어서는 안 된다. 과식을 하여 인체가 불필요한 작업을 하지 않게 주의를 기울여야 하며 특히 지방질은 소화시키기도 어렵고 거기에서 나오는 독과 노폐물을 배출시키기도 어려우므로 주의를 기울여야 한다. 이러한 식사법은 모든 종류의 조기 퇴화와 조로를 막아주며 이미 손상을 입은 여러 기관에서 발생하는 심각하고도 만성적인 질병은 물론이고 허약해져 있는 기관들이나 혹은 기관들이 허약해져 가는 것도 막아준다.

△ 이 식사법에 대한 요약은 질병을 치유시킬 목적에서가 아니라 질병을 예방하자는 목적에서 쓰여진다는 점을 먼저 강조해두고 싶다. 치유를 위해서는 이 식사법에 훨씬 더 많은 제한이 가해져야 하며 진찰을 한 뒤에 인체화학의 병리에 따른 투약(미네랄, 비타민, 간즙이나, 간주사 등 자연적인 물질임. 역주)도 있어야 한다.

△ …아직까지 과학은 효소, 비타민, 그리고 호르몬과 미네랄의 여러 가지 생물학적인 기능에 대하여 충분히 이해할 수 있는 단계까지 발전하지 못했기 때문에, 유기농법에 의하여 길러낸 음식물을 자연 그대로의 형태에서, 자연의 방법에 따라 배합하고 섞어서 먹는 것이, 즉 자연의 법칙에 순응하는 것이 훨씬 더 안전하다. 과학이 발달하기 전까지 인류는 수 천년 동안 이러한 관찰력에 따르는 생활을 하였기 때문에 크게 득을 보았던 것이다. 이런 식으로 음식을 먹으면 잘 알려진 모든 비타민과 효소들은 물론이고, 알고 있거나 잘 알지 못하고 있는 것들까지, 특히 우리가 잘 알고 있지는 않으나 생명력을 북돋아 주는 물질들까지 취하게 된다.

△ 콜라트 교수의 말을 빌리면 식품은 가능한 신선해야 하며 정제를 하거나 통조림에 넣는 등 저장의 과정을 거치지 않은 것이어야 한다.

이러한 식품에는 필수 성분들이 적당한 양으로 혼합되어 짜여져 있으며 우리들은 본능, 배고픔, 맛, 향기, 시각 등의 여러 요인에 따라 그 식품의 양을 조절하게 된다.

△ 전체 음식의 3/4에는 아래의 식품들이 반드시 포함되어야 한다.

모든 종류의 과일들, 반드시 신선한 것이어야 하며 여러 가지 방법으로 마련하는데, 과일즙(오렌지 주스, 그레이프푸르트 주스, 포도 주스 등), 과일 샐러드, 차가운 과일 수프, 짓이긴 바나나, 강판에 간 사과, 사과 소스(사과를 저며서 부드럽게 짠 것) 등. 모든 종류의 신선한 야채. 그 야채들을 약한 불에다 물을 붓지 않고 익힌 것. 당근, 꽃양배추(cauliflower), 샐러리 등을 생으로, 또는 갈아서 먹거나 샐러드로, 또는 수프 등을 만들어서 먹는다. 과일이나 채소를 말린 것 약간. 그러나 냉동했거나 통조림에 넣었거나 저장했던 것은 금식. 감자를 구웠을 때가 최고로 좋으며 껍질을 까고 속을 유산탈지유에 섞어 짓이긴 것도 좋다. 감자수프도 좋다. 감자를 껍질째 삶은 것도 좋다. 그러나 튀기거나 찐 것은 금식이다.

푸른 잎사귀만의 샐러드나, 토마토, 과일, 줄기 뿌리 등을 섞은 샐러드. 통귀리나 통밀을 빻은 가루로 만든 빵. 통귀리 가루와 통밀 가루를 섞어서 만든 빵. 아니면 최소로 정제한 가루로 만든 빵. 오트밀은 좋다. 메밀가루 과자, 감자 팬케이크(감자 가루에 달걀을 섞어서 프라이팬에 얇게 구운 것)는 먹어도 좋다. 황설탕, 꿀, 단풍나무 설탕이나 그것으로 만든 과자는 좋다.

우유와 우유로 만든 제품들, 생두부 모양의 덜 익은 치즈, 소금과 양념을 많이 넣지 않은 치즈, 휘저어서 만든 생버터 우유, 요구르트와 버터는 먹어도 된다. 크림이나 아이스크림은 최소로 줄이거나 휴일에만 먹을 것(아이스크림은 어린이들에게는 독이 된다). 식사의 나머지 1/4은 개인의 선택에 따르는데 육류, 생선, 달걀, 견과류, 과자, 케이크 등 본인이 좋아하는 것에서 취한다. 담배는 금물. 술은 포도주나 맥주를 마시되 아주 적게. 술 대신에 과일즙을 마셔야 한다. 커피나 홍차는 아주 적게 마시고 다음의 차 중에서 선택하여 마셔야 한다. 즉 박하차, 카밀레차, 린덴(linden. 참피나무속, 참피나무, 보리수나무 등)꽃으로 만든 차, 오렌지꽃으로 만든 차, 그리고 몇 가지의 차가 더 있다.

소금, 소다중탄산염, 훈제한 생선, 소시지 등은 가능한 피할 것. 고추, 생강과 같이 강한 양념은 피하되, 신선하게 키운 약초를 양념으로 이용할 것. 양파, 파슬리잎, 골파, 셀러리나 양고추냉이 등을 조미료로 쓸 것.

△ 다시 말하지만 채소를 불에다 익히려면 물을 붓지 말고 채소 자체의 수분을 이용해야 하는데, 물을 이용하면 미네랄이 조리 중에 물 속으로 빠져나가기 때문이다. 이들 중요한 미네랄은 교질 상태에서 벗어나면 잘 흡수가 되지 않는 것 같다.

△ 모든 채소는 미네랄 식품으로 이용이 된다. 특히 당근, 완두콩, 토마토, 근대, 시금치, 줄기콩, 브라셀 스프라우트(Brussels sprout)양배추, 엉겅퀴, 사과와 섞어 요리한 비트, 토마토와 섞어 요리한 꽃 양배추, 사과와 섞어 요리한 붉은 양배추, 건포도 등에 미네랄이 많이 함유되어 있다.

채소를 조리하는 최선의 방법은 물을 붓지 않고 천천히 한시간 반

내지 두 시간 동안 익히는 것이다. 채소가 불에 타는 것을 막기 위하여 소스팬(스튜팬) 아래에 강철 패드를 놓아두면 열을 흡수하고 또한 열을 고루 퍼지게 한다. 아니면 채소에 수프 국물을 약간 붓거나 토마토를 썰어서 넣을 수도 있다. 그렇게 하면 맛도 한결 더 좋아진다.

시금치 국물은 너무 써서 사람들이 좋아하지 않는다. 버리는 것이 낫다. 양파, 부추, 토마토는 수분이 많아서 조리를 할 동안에 충분히 적셔진다. 비트는 감자처럼 조리할 수 있으므로 껍질째 익히거나 구워서 먹는다.

△ 채소는 물에다 비벼서 잘 씻어야 하며, 문질러서 껍질에 벗겨지게 해서는 안 된다. 소스팬에 김이 빠져나가지 않도록 뚜껑을 잘 닫아야 한다. 뚜껑이 무거워야 하며 이가 잘 맞아야 한다. 조리한 채소는 냉장고에 넣어 하룻밤쯤 넘겨도 된다. 그것을 다시 데우려면 국물이나 토마토즙을 조금 붓고 나서 천천히 열을 가해서 한다.

부록 2

거슨 박사의 논문들

아래 논문들은 막스 거슨 박사가 독일어로 쓴 것을
다시 영어로 그 제목을 옮긴 것이다.
관심있는 독자들을 위하여 번역하지 않고 그대로 옮긴다.-역주

1907   Dissertation Article: Influence of Artificial Hyperemia and Blood Transfusions in the Treatment of Fractures in the Hip Joint.
1910   Bromocol Poisoning.
Aerztliche Sachverstaendigen-Zeitung.
1916   Myasthenic Bulbar Paralysis.
Berliner Klinische Wochenschrift, No.53.
1918   Reflex Hyperesthesia.
Zeitschrift fuer die gesamte Neurologie und Psychiatrie.
1919   Paralysis Found in Diphtheria Carriers.
Berliner Klinische Wochenschrift, No.12.
1921   Concerning the Etiology of Multiple Sclerosis.
Deutsche Zeitschrift fuer Nervenheilkunde.
1924   Constitutional Basis for Nervous Symptoms.
Fortschritte der Medizin, No. 1, p.9.
1926   Experiments Attempting to Influence Severe Forms of Tuberculosis Through Dietetic Treatment.
Muenchener Medizinische Wochenschrift, No. 2 and 3.
1929   Origin and Development of the Dietetic Treatment of Tuberculosis.
DieMedizinische Welt 1929, No. 37.
1929   Treatment of Rickets and Tuberculosis.
Deutsche Medizinische Wochenschrift, No. 38.
1930   Several Experiments with the Gerson Diet in Tuberculosis.
Medizinische Welt.

1930   Salt Association with Migraine(An early factor in dietetic treatment).
        Verhandlungen der Deutschen Gesellschaft fuer Innere Medizin, No 23, p.129.
1930   Basic approaches to the Gerson Diet.
        Muenchener Medizinische Wochenschrift, No. 23, p. 967.
1930   Phosphorus, Cod Liver Oil and the Gerson Diet in the Treatment of Tuberculosis.
        Deutsche Medizinsche Wochenschrift No. 12.
1930   Several Factors in Dietetic Treatment of Pulmonary Tuberculosis.
        Zeitschrift fuer Aerztliche Fortbildung, No. 11.
1931   Nicotine as a Deterrent Factor in the Treatment of Lupus.
        Verhandlungen der Deutschen Gesellschaft fuer Innere Medizin.
1931   Several Experiments in the Dietary Treatment of Tuberculosis.
        Verhandlungen der Deutschen Gesellschaft fuer Innere Medizin.
1931   Resume of Varying Sensory Factor in the Treatment of Lupus.
        Verhandlungen der Deutschen Gesellschaft fuer Innere Medizin.
1931   Basis Underlying Discontinuance of Salt Free Diet in Tuberculosis Sanitariums.
        Deutsche Medizinsche Wochenschrift , No 8.
1931   The Dietetic Problems of the Present Day in the Treatment of Tuberculosis.
        The Journal of State Medicine Vol.XXXIX No. 8, London.
1931   Sedimentation in the Dietetic Treatment of Lung Tuberculosis.
        Zeitschrift fuer Tuberculose, Bd.63 Heft 5.
1932   The Gerson Diet in Chronic Pulmonary Spastic Diseases and Hypertension.
        Wiener Klinische Wochenschrift, No. 13.
1932   Observations on the Gerson Diet. Wiener Klinische Wochenschrift, No. 37.
1932   The Gerson Diet in Practice—Technisch—
        Pharmazeutische Aerztezeitung, Wien, No. 20.
1932   Dietary Treatment of Migraine and Pulmonary Tuberculosis.
        Wiener Klinische Wochenschrift, No. 24.
1932   Gerson Diet on Pulmonary Tuberculosis and Migraine.
        Mitteilungen des Volksgesundheitsamtes, Wien, Heft 9.
1934   Psychic Reactions During the Gerson Diet in Pulmonary Tuberculosis.
        Psychotherapeutische Praxis. Vol. 1, Heft 4.
1935   High Fluid and Potassium Diet as Treatment in Cardiorenal Insufficiency.
        Muenchener Medizinische Wochenschrift, No. 15.
1935   Feeding of the Tubercular.
        Wiener Klinische Wochenschrift, No. 9.
1935   Nonspecific Desensitizations by Means of Diet in Allergic Skin Diseases.
        Dermatologische Wochenschrift, No. 15.
1935   The Recession of Inflammation in Gerson Diet with Special Reference to Tubercular Inflammations.
        Wiener Klinsche Wochenschrft, No. 25.

1935	The Administration of Liver Extract in Relation to Diet in the Treatment of Chronic Diseases.
	Wiener Medizinische Wochenschrift, No. 40.
1935	The Gerson Diet in Home Practice,
	Der Oesterreichische Arzt. Folge 2, Jahrgang 2.
1941	Feeding the German Army.
	New York State Journal of Medicine, No. 41.
1943	Some Aspects of the Problem of Fatigue.
	The Medical Record, New York, Vol. 156, No. 6.
1945	Dietary Considerations in Malignant Neoplastic Disease.
	Review of Gastroenterology. Vol. 12, No. 6, Pages 419 to 425.
1948	The Significance of the Content of Soil to Human Disease.
1949	Effect of a Combined Dietary Regime on Patients with Malignant Tumors.
	Experimental Medicine and Surgery, New York, Vol. VII.
1954	No Cancer in Normal Metabolism.
	Medizinische klinik, munich, no. 5, page 175-179.
1954	Cancer is a problem of Metabolism.
	Medizinische Klinik, Munich, No. 26.
1955	Cancer is a Problem of Soil, Nutrition, Metabolism.
1955	Are Soil, Food and Metabolic Disturbances Basically Responsible for Cancer Development?
1955	The Gerson Therapy and Practice in the Prevention of and Treatment for Cancer.
1955	Five Case Histories.
1955	Cancer Development and Treatment.
	Lecture at the Academy of Applied Nutrition(Pasadena).
1956	Rehabilitation of the Cancer Patient.
1956	The Problem of Cancer Based upon the Law of Totality.
1956	The Historic Development of the Combined Dietary Regime in Cancer.
1957	Can Cancer be Prevented? Pervention Magazine.
1957	New Therapeutical Approach to Cancer.
1957	Cancer- Reflected Symptoms of Abnormal Metabolism.

Books

1936	My Diet.-Edited-Berlin 1930.
1934	Diet Therapy of Lung Tuberculosis. Franz Deuticke, Wien and Leipzig (with monographs and X-ray pictures of the cases).
1954	Diet Therapy in Malignant Diseases(Cancer).
	Scala, Handbuch der Diaetetik, Wien, Franz Deuticke.
1958	A Cancer Therapy-Results of Fifty Cases. Gerson Institute.

부록 3

거슨 요법의 이론적 이해

가르 힐덴 브란드(Gar Hildenbrand)

거슨요법의 고칼륨 저나트륨 투여방식은 인체에 발생한 진행암을 근치시킬 목적으로 많은 예에서 실험적으로 시행되고 관찰되었으며, 이를 뒷받침하는 이론들도 나오고 있다.

세포 병리론

코프(Cope)는 세포병리학 즉 조직손상증후군에 관한 문헌에서 '염과 수분의 새로운 생물리학'이라는 방식으로 세포가 손상되거나 파괴될 때 나타나는 현상에 대하여 설명한 바가 있다. 이 내용을 요약하면 세포손상의 원인이 무엇이든 간에 - 산소공급부족이나 외상 혹은 다른 여타한 이유이든 간에 - 통일적인 일련의 과정이 일어난다는 것이며, 이러한 일련의 과정은 손상의 근원이 되었던 조직과 상관없는 멀리 떨어져 있는 다른 조직의 세포에서도 일어날 수가 있다는 것이다. 그 현상을 대략 다음과 같이 정리할 수 있다.

① 세포는 포타슘을 상실한다.

② 반면 나트륨이 세포 속으로 많이 침투하게 된다.
③ 결과로 세포 속에 과량의 물이 유입되고 팽창하여 종창화 되는데 이러한 종창상태를 세포부종이라고 한다.

이러한 일련의 과정은 조직손상의 부위가 어느 곳이든지, 수상의 원인이 무엇이든지 상관없이 나타날 수 있으며, 이러한 현상을 두고 조직손상증후군(tissue damage syndrome)이라 한다.

세포내에 수분이 과량 유입되어 세포가 팽창되면 어떠한 일들이 일어나는가?
첫째, 세포내부환경이 에너지 생산에 부적합한 여건으로 바뀌게 된다. 자유에너지(free energy)ATP라는 것이 있다. 이 ATP는 체내 에너지 저장형태이기도 하고 에너지 유통 형태이기도 하며, 거슨요법에서는 일차적으로 이것을 증가시키는 자체를 그 치료의 한가지 목적으로 할만큼 중요한 것이다.
ATP는 당산화과정을 경유하여 생성되는 세포대사산물이며 생성파괴, 재생성, 재파괴되는 과정에서 에너지를 방출한다. 근본적으로는 아데노신 분자와 3개의 강한 인산결합으로 이루어지며 인산결합을 이루는 에너지가 중요한 의미를 지니는 것이다. 에너지를 필요로 하는 인체내의 모든 세포작용에 즉각적으로 공급할 수 있는 에너지 공급원인 셈이다. ATP가 없다면 세포는 죽을 것이며 따라서 우리는 생존할 수 없다.
그러나 과량의 물 유입으로 세포종창이 일어나고 당의 세포성 산화과정이 방해받는다면 ATP생성이 억제되며 단백합성 과정이나 지질

대사까지 저하된다. 이것은 산소를 이용해 당을 산화시켜 ATP를 만들어내는 세포 소기관인 미토콘드리아가 제 기능을 못하게 되기 때문이다.

　이러한 문제를 해결하기 위해 거슨요법에서는 세포수준에서의 ATP를 더욱 생성케 하여 자유에너지 생성증가를 시도하였는데, 바로 이것이 조직손상 증후군의 과정을 변형시키는 방법을 채택한 셈이다. 물론 이러한 세부내용은 코프가 언급하기 이전시대에는 아직 알려지지 않았던 사실이다. 거슨은 모든 식이에서 소디움을 제거하고 포타슘이 풍부한 식이에다 포타슘을 더욱 보강시켜 섭취하게 하는 한편, 체내 독소-정상인의 세포성 효소계 기능, 대사, 호흡을 억제하는 독소-를 혈액에서 제거하는 방법을 찾아 적용한 것이다.

　거슨은 천재이다. 그는 손상된 세포가 소디움에 접하게 되는 것을 피하게 함으로써 포타슘과 결합할 기회를 제공하고 세포내 물의 저류를 감소하게 하여 세포내 환경을 개선시키고, 아울러 미토콘드리아의 기능을 개선하게 한 것이다. 다른 한편으로는 갑상선제재(갑상선호르몬)를 다량 투여하였는데 갑상선호르몬은 갑상선에서 요오드화 되고 산소가 결합된 아미노산으로 다량 투여하게 되면 세포와 독립적으로 미토콘드리아 증식을 유도하고 당을 급속히 대사하여 미토콘드리아에서의 ATP생성을 증가시킨다.

　종양병소나 관절염 그리고 대부분의 만성적 혹은 바이러스성 병소들의 주변은 포타슘을 상실하고 소디움과 물을 과량 흡수하여 종창화된 조직으로 되어 있다.

　1957년 국립암연구소의 크리스틴 워터 하우스(Christine Waterhouse)

와 알버트 크랙(Albert Craig)이 암환자에서의 수분 정체량을 측정한 결과 전반적으로 전신부종을 수반하고 있는 것으로 밝혀졌다. 이 부분은 눈에 보이지 않으며 임상적으로도 잘 식별할 수 없는 부분으로 이렇게 기술되어 있다. "최근 조사에 따르면 진행성 암환자들은 지방이 상당량 고갈되어 있음에도 불구하고 체중의 변화는 거의 경미하다. 그 이유는 부종이 잘 인식되지는 않으나 총체적 수분함량 증가가 있었다는 것을 말하는 것이다.

워터하우스는 이보다 앞서서 저술「Metabolic observations during the forced feeding of patients with cancer. (Am J Medi, Feb 1956)」에서 진행성 암환자에게 정상 식이의 2배 정도의 고지방을 정맥경로로 투여한 뒤 사망하였던 환자에 대하여 기술하면서 "우리의 데이터는 직접적 분석으로 이루어진 것은 아니다. 그러나 칼로리 불일치 계산이 맞는다면 그리고 이것이 체내지방 저장 때문이라면 고지방요법으로 체중증가가 나타나는 것은 거의 전 예가 세포내 수분 저류로 인한 것이다"라고 했다.

거슨은 원래 결핵 전문의로, 결핵병소 주위에는 감염으로 인해 발생한 독소 때문에 주변조직들이 기능을 발휘하지 못하고 마치 두꺼운 껍질처럼 둘러싸여 있다는 것을 알게 되었다. 이러한 병소 주변의 병소와 질병조직에 누적된 물질들은 불완전하게 대사된 대사 중간매개물들로 이것들이 조직의 주위에서 쓰레기처럼 누적되어 오히려 정상조직들까지 망쳐버리고 있는 것이다.

여기서 거슨은 소디움을 제한하고 칼륨을 다량 공급하면 세포부종도 흡수된다는 것도 알게 된 것이다. 이 점은 의학에 지대한 공헌을 한 것으로 종양주변의 종창부종과 염, 수분의 문제를 해결하는데 이

보다 나은 답은 현재까지 없는 것으로 보인다. 근본적인 것은 염과 물을 제한하는 치료를 하면 세포가 정상으로 환원되게 할 수 있는 환경을 조성하게 된다는 것인데 일반적으로 이점은 이해하기가 쉽지 않다. 그 이유는 세포생물학에 대한 깊은 이해가 결여되어 있기 때문이다. 일반 의학텍스트에서는 인체세포에 소디움 펌프, 마그네시움 펌프, 그 외 많은 종류의 펌프체계가 있다는 가설을 받아들여 언급하고 있으나 저소디움 고포타슘식이에 관해서는 언급된 바가 없다. 펌프에 대한 가설 역시 실제로 이들이 세포에서 관찰되거나 입증된 적은 없다.

길버트 닝 링(Gilbert Ning Ling〈M.D〉)은 현대의 새로운 세포생리학의 아버지라 할 수 있는 인물이며 화학보다 물리학에 근거를 둔다. 우리가 학교에서 배운 바를 단적으로 요약하면 '세포란 전해질을 함유한 단순한 하나의 물주머니'라고 표현 할 수 있다. 그러나 링은 이보다 오히려 세포를 '고형상태의 전자기계'에 비유한다. 또 대머디언(Damadian)은 경수지의 이온교환입자와도 비슷하다고 한다.

세포는 단순한 물주머니에 비유될 수 없다. 세포내 물은 세포질 속에서 구조화되어 있기 때문이다. 이러한 사실은 자기공명장치로 쉽게 알 수 있으며 세포내 물은 자유로운 액체로 존재하는 것이 아니다. 인체에 내포된 55%이상의 물이 세포내에 있으며 이들 대부분이 구조화되어 있는 것이다. 물론 이러한 구조화란 의미가 얼음처럼 되어 있다는 것은 아니며 다만 자유로운 유동성의 액체 상태보다 구조화되어 있다는 것이다. 구조화는 세포내의 역동적 에너지가 유기적 조직적인 형태로 물을 붙들고 있기 때문이다.

이러한 상황을 쉽게 이해하려면 연마용 둥근 강철 솜덩이가 세포내에 있다고 상상해보면 된다. 사실 공모양의 강철 솜이라기보다 약간 길쭉한 분자의 형태가 더 근접된 표현이 될 것이지만, 어떻든 간에 긴 섬유가 둘둘 감겨진 상태라 할 수 있다. 이것은 단백과 지질로 구성된 거대분자이며 세포의 골격을 형성하는 것이다. 이 거대분자를 통해 전류가 흐르며 전류가 흐를 때 힘이 생겨나고 이 힘이 상자성(常磁性) 이온을 끌어 당긴다. 물분자의 경우 수소이온이 상자성 -홀수 원자번호는 모두 상자성이다- 이므로 수소이온을 당기게 된다. $H2O$ 분자의 모습은 자신의 주먹을 O라하고 'V'자의 형태로 뻗은 두 손가락을 H라고 생각하면 된다. 이런 형태속에서 H는 거대분자를 향해 배열되고 2번째층 3번째층이 다시금 배열되는, 말하자면 필라멘트 주위에 1층의 극성화된 물이 배열되고 그 위에 2층, 3층의 물들이 배열되는 형태로써, 실제 세포내 물은 거의 전부가 이처럼 여러 층으로 극성의 구조화를 갖추고 있으며 자유적인 물은 없다. 따라서 세포내 물을 양적으로 조절하는 것도 물의 구조화 그 자체인 셈이다. 이는 마치 얼음속에 물을 부어 넣을 수 없는 것과 같다.

그러나 여기에는 또 한가지 포타슘이 필요하다. 포타슘이온($K+$)이 거대분자 위의 자기자리에 모두 붙게 되면 비로소 물은 구조화를 이루게 된다. 그러나 포토슘이 이 자리에서 이탈하게 되면 소디움이 그 자리를 차지하면서 세포는 그 만큼의 구조화 능력을 상실하게 되고 그 만큼의 물이 유입되며 그 만큼의 종창이 일어나게 되는 것이다.

링은 거대분자와 ATP분자가 합체화 되어 있는 상태에서 모두에 $K+$이 붙을 수 있는 자리는 약 20개라고 했다.

거대분자는 세포의 골격이라 할 수 있으며 ATP와 합체를 이룬다. 미토콘드리아는 이 강철솜 같은 골격속에 내재되어 있는 셈이며 그러면서 당을 연소하여 ATP를 만들고 이 ATP가 거대분자들과 함께 합체를 이루었을 때 포타슘 부착장소가 제공되고 포타슘이 부착되었을 때 물이 '구조화' -구조성을 띤다- 되어지며 아울러 세포내 물함량도 조절할 수 있게 되는 것이다. 그외에도 링은 세포내 ATP생성부분을 파괴하여도 수시간 동안은 물의 구조성은 지속되고 수분량도 정상으로 유지한다는 것을 입증했다. 이것은 세포내 이온의 양을 실제로 조절하는 것은 ATP로부터의 에너지가 아니라는 것이다.

거슨의 견해로 보면 인체가 병들거나 조직이 손상 받거나 생체세포가 포타슘을 상실하고 소디움과 물이 유입되었을 때 당연히 소디움 섭취를 제한하고 포타슘을 부하시키면 소디움과의 경쟁적 상태에서 포타슘이 다시 결합될 수 있는 환경을 조성하게 된다는 것이다. 거대분자 -강철로 된 공 모습- 은 정상형태 혹은 손상된 형태 두가지로 존재할 수 있다. 만일 세포가 손상, 중독, 굶주림 혹은 산소공급이 결핍되면 거대분자는 손상형태가 되어 그 속의 단백질은 엉망으로 되며 더 이상 ATP와 합체를 이루지 못한다. 따라서 포타슘 결합능력을 유지하지 못하게 되는 것이다.

화학자들의 입지에서 보면 소디움과 포타슘은 동일한 1가 이온이므로 서로 교환대체가 가능하지 않느냐는 의문을 제기할 수도 있다. 그러나 생체내에서는 대체될 수 없고 더욱 세포는 포타슘을 선호하는 쪽이다. 포타슘을 고농도로 공급하면 손상세포의 거대분자에서 포타슘을 한 개 이상의 장소에 부착시킬 수 있으며 일단 거대분자의 어느 한 곳이라도 포타슘이 결합되기만 하면 그것이 촉발제가 되어 마치 도미노 이론처럼 다른 곳에도 포타슘이 결합되기 시작하고 세포의 구조화를 다시 회복하게 된다. 이와 같은 경이적인 반응은 일종의 상호협조성이라고도 할 수 있다.

단백섭취 제한

거슨요법은 무염식외 무단백식을 주장하고 있다. 그의 관찰에 의하면 고칼륨 저나트륨식 이후에 소변에서 다량의 소디움 배설현상이 나타난다는 것이다. 이것은 어디에서 유래하는 것인가? 물론 손상세포에서 나오는 단백섭취를 제한시켰을 때 이같은 현상은 더욱 심화되어진다. 이것은 체내 소디움이 단백과 결합하여 축적되기 때문으로 보며 링의 의견과도 일치하는 점이다.

면역적 측면에서 보면 극단적 단백제한은 면역저하를 야기할 수 있으므로 장기간 시행하기에 문제가 있을 것으로 보인다. 그러나 6~8주간 정도는 단백식이를 제한하면 손상된 세포로부터 충분히 소디움을 배설시키고 조직부종을 제거할 수 있게된다. 면역적 문제에서도 로버트 굿(Robert Good)은 단백제한이 세포성 면역 특히 T세포 활성력을 증가시킨다고 보고하고 있다.

칼로리와 단백 제한

칼로리와 단백은 제한되어야 하며 단백 제한시 면역기능의 감소를 염려할 수 있으나 실험동물에서 보면 오히려 T세포의 능력은 증가하고 항체생성능력은 그대로 유지된다.

갑상선제재와 루골액사용과 역할

일반적으로 암종이나 또 그외의 다른 질환에서도 세포 대사활동이 저하되어 있고 조직의 기능도 저하되어 있는 것을 볼 수 있다. 이 때문에 거슨은 대사기능을 증가시키기 위해 다량의 요오드화물과 요오드를 사용하며 그리고 무려 5그레인(약 300mg)의 갑상선 분말을 사용했다.

갑상선 호르몬은 미토콘드리아의 증식을 도모하며 더불어 ATP생성도 증가시킨다. 요오드화물과 요오드도 일부 조직에서는 직접적으로 ATP생성을 증가시키기도 한다.

대사적인 측면에서도 단백 제한은 큰 의미를 지니는데 손상조직이나 종양세포(신생물)질은 단백질을 잘 다루지 못함으로 인하여 인접 정상세포에다 유해한 중간 대사산물을 만들어 내게 된다. 악성 흑색종을 예를 들어보면 이 종양의 확산 형태는 종양 부피의 수배에 달하는 구형으로 퍼져나가는데 이 구형의 영역내에서는 종양독소 종양대사의 산물들로 손상을 받고 수분이 많이 배여 있어 조직은 거의 기능하지 못한다. 저항성을 발휘하지도 못하고 면역능력도 없으며 순환, 배액도 나쁜 상태에서 저항없이 그냥 그대로 방치되어 있는 것이다. 종양을 절제하고 그 부위를 자기공명으로 촬영해보면 손상받은 정상조직들은 T1, T2영상에서 여전히 물이 밴 상태이며 조직손상을 회복시키는 치료를 받지 않는 한 종양절제 후에도 수개월간 마찬가지 상태로 머물러 있음을 알 수 있다. 거슨요법을 시행하면 종양주변의 소디움띠(sodium ring)는 수주만에 사라진다.

커피관장

커피관장은 순환계내의 독소와 불완전 대사물질을 제거하는 역할을 한다. 거슨 생존시에는 담관을 확장시키는 역할만이 알려져 있었으나, 워터버그(Wattenberg), 스파민스(Spamins), 램(Lam〔University of

Minnesota, Department of Pathology, Mineapolis])들에 의하면 간내의 글루타티올 S 전이 효소제 (GST : Glutathione-S-transferase)를 항진시켜 혈액내의 전자친화제(electrophile)을 제거한다. 전자친화제는 free radical(자유기)를 지칭하는 것으로 전자에 대한 친화성이 강하다. 그러므로 세포막에 손상을 주어 세포대사를 제어해 버린다.

GST는 간장효소의 약 3%를 차지하는 리간딘 효소계의 일부분이자 체액내의 일렉트로필을 제거하는데 커피관장시 이 효소의 활성도는 약 600~700%로 증가한다. 이것이 아침에 마시는 한 잔의 커피가 머리를 맑게 하는 이유이다.

GST(Glutathione-S-transferase)

1. 빌리루빈을 글루쿠로나이드와 결합하여 간세포로부터 배설되게 하는 작용.
2. 활성되기에 산화 혹은 환원과정을 필요로 하는 발암 물질들을 차단하고 해독시킨다. 촉매작용이 화학적 발암물질들에 대한 보호작용을 한다.
3. 소위 자유기라는 고도의 전자 친화성 물질들과 공유결합을 형성하여 제거한다.

레흐나 이론에서(From Lechner, Aktuelle Ernhrungsmedizin, 1990)

커피관장은 GST시스템을 약 700%까지 항진시킨다. 커피관장액이 장내에 머무르는 시간은 약 15분 정도인데 매 3분에 1번씩 체내 혈액이 간을 경유하므로 관장중 액이 장내에 있는 동안 혈액이 5회 정도 간을 경유한다. 여기서 GST는 자유기를 담즙내 글루타치온 분자에 결합시킨다. 글루타치온에는 다량의 전자친화제를 흡착할 수 있는 S·H 그룹(sulfahydryl part)가 있어 마치 점토진흙에 쓸어 넣듯 원자성 산물이나 전자친화성 물질들을 불활성화 시킨다. 그리고 담즙을 통해 장관을 경유 배설된다. 커피에 있는 팔미테이트는 담즙 흐름을 증가시킨다.

오스트스리아의 의사 피터 레흐너는 거슨요법의 변형을 시도하고 있는데 일례로 수술환자에게 2일째부터 커피관장을 시도하고 있다.

그렇다면 커피관장으로 제거되는 것은 무엇인가? 암모니아 유사산물, 유독성 질소, 전하를 띠고 있는 입자형태나 덩이형태 혹은 기타 아미노산 등의 단백유도체들이 그것이다.

프랑스 유산용경구제 RU486으로 유명한 의사 레겔슨 (William Donald Regelson)은 암모니아 병태생리학 영역에서 커피관장의 효과에 대하여 관심을 제시하였는데 암모니아 병태생리의 선구자는 비식(Visik)이며 수의학에서 이 분야를 연구해 왔다. 비식이 입증한 바는 가축에 항생제를 먹이면 장내 세균중 요소(尿素,urea)분해 세균이 현저하게 감소하므로 조직과 혈중의 암모니아가 감소하고 결과로 육질의 무게가 증가한다는 것이다. 즉 항생제를 먹이면 더욱 튼튼하고 크고 육질의 무게가 많은 고기를 얻을 수 있다는 결론이다. 레겔슨은 곡물로 키운 소에 커피관장을 해도 동등한 효과가 있다고 했는데 그것이 인체에서도 동등하게 작용되는 지에 의문을 제시했다. 실제적으로 커피관장은 인체내 암모니아를 감소시킨다. 곡물류를 많이 섭취하는 경우 장내 세균에 의한 문제가 있을 수 있고 인체의 경우 유사한 효과와 조직 저항력을 상승시킬 수도 있을 것이다.

종양주위나 병든 조직의 주변의 소금띠(sodium ring)를 제거하면 그 즉시로 조직의 배액배수 기능과 조직순환이 개선되고 세포들이 정상적으로 기능하기 시작하면서 스스로에 정상적인 상황으로 유도해 나가기 시작한다. 이것은 자발적 개선이다. 여기서부터 건강유지에 필요한 정상적 기능들도 환원되기 시작한다. 질병에 대한 저항력, 현존 질병에 대한 면역력 등이 돌아오게 되는 것이다.

참고문헌

1. ────── : Juices, coffee enemas, and cancer. Lancet Sept. 15 1990
2. Cope, F.W. : Pathology of structured water and associated cations in cells(the tissue damage syndrome) and its medical treatment. Physiological chemistry and physics. 9(6), 1977
3. Cope, F.W. : A medical application of the Ling association induction hypothesis: The High potassium, low sodium diet of the Gerson cancer therapy. Physiological chemistry and physics. Vol 10, No. 5, 1978
4. Waterhouse C and Craig A : Body composition and changes in patient. American Cancer Society ˙ journal Cancer. 11(6), November-December 1957
5. Waterhouse C and Terepka R : Metabolic observations during the forced feeding of patients with cancer. American Journal of Medicine. Feb 1956

후기

막스 거슨 박사가 서거하신 지 벌써 30년이 더 지났다. 그러나 아무도 죽음이 위대한 사람을 침묵시켰다고 말할 수는 없을 것이다.

1990년 한해 동안만 해도 거슨 치료법에 대하여 중요한 출판물들이 여러 권 발행되었다.

이 모든 것이 일어나게 된 데에는 전 항공우주사업의 기사였으며 오래도록 거슨연구소의 부소장으로 일했던 노만 프릿츠 씨에게 영광을 돌려야 할 것이다. 그분은, 거슨 박사의 딸로서 유일하게 생존해 있는 샬럿 거슨 여사에게 거슨의 위대한 업적에 대하여 새로운 관심을 불러일으키자고 제안했다. 그는 이익을 취하지 않는 거슨연구소를 차려서 의료계의 끊임없는 압력에서 완벽하게 벗어날 수 있는 길을 제시했으며, 멕시코 정부와 멕시코 의사들, 그리고 멕시코의 병원들과 협력하여 수십년 동안 거절해 온 미국의학협회의 영향에서 벗어날 수 있는 가능성을 찾아냈다.

샬럿 거슨 여사는 기계처럼 지치지 않고 일을 한다. 거슨 요법의 가치와 그 요법에서 얻을 수 있는 이익에 대하여 끊임없이 되풀이하여 설명을 하고 실천해 보라고 권유한다. 그는 전화를 주고 받으며, 타자를 치거나, 비행기를 타고 이 도시 저 도시를 방문하고, TV와 라디오에 출연하며 모임이나 기관에 나가서 강의를 하는 등, 그의 나이의 절반쯤 밖에 안되는 젊은이들과 겨룰 기세로 일을 계속한다. 그는 멕시코의 병원을 지속적으로 방문하여 암환자들과 그 가족들을 안심시켜 주고, 강화시켜 주며 가르쳐 준다. 나는 '거슨 박사가 밤낮을 가리지 않고 왕성하게 끊임없이 일하는 딸을 통하여 자신의 업무를 집행하고 있지 않나' 하고 신비스러워할 때가 가끔 있다.

우리들의 병원(Centro Hospitalario del Pacifico, S. A.약어로 CHIPSA)은 옛날 식의 5층 건물에 병실이 48개, 그리고 반 집중적으로 시술을 할 수 있는 설비들이 갖추어져 있다. 이 병원에는 면허를 받은 의사들과 등록된 간호사들이 있으며 세계의 여기저기에서 몰려드는 암환자들을 보아줄 수 있도록 특별히 훈련받은 사람들이 다수 근무하고 있다.

병원은 1976년 말에 개업했는데, 그 이후 많은 나라의 의사들이 방문하여 견학을 했다. 그러한 분들 중에서 여러 분들이 전문지에 발표를 하였다.

아래 논문들은 거슨 박사 서거 후에 발표된 중요한 논문들이며 발표된 연도의 역순으로 소개를 한다. (관심있는 분들을 위하여 원문대로 옮긴다.- 역주)

1. U.S.Congress Office of Technology Assessment, Unconventional Cancer Treatments, OTA-H-405(Washington, DC:U.S

Government Printing Office, September 1990).
2. Reed, A., James, N. and Sikora, K., "Juices, coffee enemas, and cancer," The Lancet 336(8716):677-678,September 15, 1990.
3. Lechner, P. and Kronberger jun., L., "Erfahrungen mit dem Einsatz der Diaet-Therapie in der chirurgischen Onkologie" ("Experiences with the use of dietary therapy in surgical oncology"), Aktuelle Ernaehrungs-Medizin 2(15):72-78, April 1990.
4. Foster, H.D., "Lifestyle changes and the 'spontaneous' regression of cancer:an initial computer analysis," nternat.J.Biosoc. Res., 10(1):17-33,1988.
5. Van Kampen, F., "De Theorie van de Gersonbehandeling," Ned. Tijdschr. Integr.Geneeskunde, 199-204, October, 1985.
6. Van Kampen, F., "De Gerson-therapie," Ned. Tijdschr.Integr. Geneeskunde, 53-57, August, 1985.
7. Lechner, P., "Zum Stellenwert diaetischer Massnahmen in der chirurg.-onkolog. Nachsorge" ("Dietary regime to be used in oncological postoperative care"), in:Kraft-Kinz, J., Kronberger, L., (Hrsg.) Kongressbericht d. Oesterr. Ges. f. Chir., Eigenverlag, Graz:115-116, 1984
8. McCarty, M., "Aldosterone and the Gerson Diet-a speculation." Med. Hypotheses, 7:591-597,1981.
9. Gerson, M., "The cure of advanced cancer by diet therapy:a summary of thirty years of clinical experimentation," Physiological Chemistry and Physics, 10(5):449-464,1978(a posthumous

publication).

10. Cope, F. W., "A medical application of the Ling Assiciation-Induction Hypothesis: the high potassium, low sodium diet of the Gerson cancer therapy," Physiological Chemistry and Physics, 10(5):465-468, 1978.

거슨 박사는 사후에는 적어도 당연하다 할 정도로 인정을 받았으나 그의 생전에는 그렇지 못했다. 1946년에 그가 미국상원과 국립암연구소에 제출했던 영양에 대한 암예방지침서는 국립암연구소에서 마련한 암예방법의 초석이 되었으나 국립암연구소의 지도자들은 거슨 박사에게 영광을 돌리지 않았다. 거슨의 암치료법은 현재 의료계에서 적용하고 있는 방법과는 사뭇 다른데, 언젠가는 성공적인 암관리에 대한 초석이 될 것으로 믿는다.

G. 힐덴브란드 씀

막스 거슨 박사의 연대기

1881년   독일에서 출생
1909년   독일의 바덴주 프라이부르흐시에 있는 알베르트루드
        비히 대학교 의학부를 졸업.
        자신의 유전적 편두통을 고치기 위해 영양을 연구,
        식사법을 개발. 이 식사법을 자신의 환자들에게 적용하고
        피부결핵병(낭창)이 낫는다는 것을 알게 됨.
        1925년까지 계속하여 낭창 환자를 치료한 후, 그때까지의
        결과를 발표. 온 유럽의 신문과 잡지들이 그의 업적에
        환호를 보내고 많은 나라에서 그와의 협력에 대한
        제안들을 보냄.
1928년   처음으로 암환자(담관암)치료.
1929년   자우에르브루흐 박사가 피부결핵에 대한 치료법으로
        거슨의 식이요법을 채택하여 세계에서 저명한 10 여개
        의학지에 동시 발표(450명 중 446명이 완치).

	세계적인 흉부외과 및 결핵 전문의인 자우에르브루흐 박사의 추천으로 뮌헨대학병원 결핵과장 역임.
1933년	3월 히틀러 시대의 정치적인 혼란 때문에 독일을 떠나서 비엔나로 감. 6명의 암환자를 치료했으나 모두 효과가 없었음.
1934년	「폐결핵 환자에 대한 식이 요법」발간 (슈바이처 박사 부인의 치료가 임상례 45번으로 기록됨).
1935년	파리로 감. 7명의 암환자를 치료했는데 그 중 3명을 완치.
1938년	뉴욕에서 개업면허.
1941년	뉴욕에서 암환자들에게 거슨 식사법을 안내.
1941년	「뉴욕의학회지」에 '독일군의식사'에 관한 논문 발표. 거슨은 바이마르 공화국과 독일에서 식이요법의 권위자로 알려졌으며, 독일의 군에서 통조림 식품이 아닌 건조식품을 채택하게 된 것도 거슨 박사의 주장을 따랐던 것임.
1946년부터 1950년까지 뉴욕의 고담병원에서 환자들을 치료. 거슨 식사법의 효과를 조사하기 위하여 대부분의 환자를 무료로 치료. 환자들이 어떠한 상태에 있든, 거절하지 않았음. 이후 일반 만성질환은 물론이고 암에 대한 치료와 연구는 자비로 수행.	
1946년	상원의 '미국 대통령이 미국내의 적당한 장소에 세계에서 가장 권위있는 전문가들을 모아 서로 협력하여 암을 치료하고 예방할 수 있는 방법을 찾아낼 수 있게 위임을 하는 법안' (줄여서 페퍼-닐리案, 의안 S. 1875호)

	소위원회에 불려감.
	상원에서 의사에게 그런 식으로 영광을 안겨 준 것도 사상 처음 있는 일로서 암문제 조사위원회는 거슨의 치료 실적에 놀라 보조금 지급을 결정하였지만 미국 암협회는 이를 방해하여 철회시킴. 노벨상을 2회 수상한 폴링 박사는 이를 암치료의 진보를 방해한 가장 불행한 사건이라고 함.
1946년	거슨이 미국상원과 국립암연구소에 제출했던 영양에 대한 암예방지침서는 국립암연구소에서 마련한 암예방법의 초석이 되었으나 국립암연구소의 지도자들은 거슨 박사에게 영광을 돌리지 않았음.
1946년	7월 3일 ABC방송에서 라디오 해설가인 레이먼드 스윙 씨가 거슨의 암치료법이 경이적 효과가 있음을 전세계에 소개.
1958년	3월 4일부터 2년 동안 지방의학협회로부터 회원권 보류. 사유는 거슨 박사가 자신의 암치료법에 관한 라디오 인터뷰에 응했기 때문. 그 후 잠시 동안 뉴욕의 생화학연구소인 매디슨재단에 고용되어 활동. 재단에서 1948~1949년 동안 암환자에게 조치한 식이요법에 대한 보고서를 작성.
1958년	「암치료법(암식사요법)」출간 (30년 간의 임상 실험을 바탕으로)
1959년	서거.

재미 내과의사가 30년간 분석한
영양보충제의 약리작용과 치료효능!

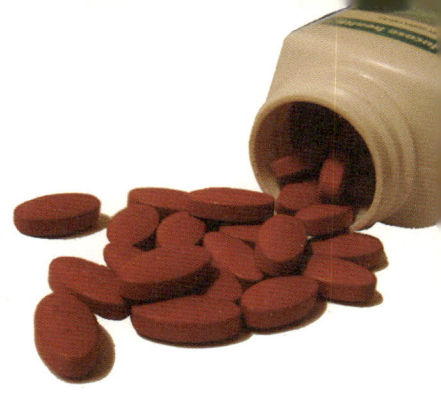

알고 먹는
영양보충제

재미 내과 전문 의 이준남 지음
자연치료전문의사

알고 먹으면 영양보충제로도 병을 고치고 예방할 수 있다

비타민·광물질 등 사소한 영양보충제만으로도 중병을
고치고 예방할 수 있다는 사실을 아는 사람이 얼마나
될까?
한 내과전문의가 의학적으로 분석한 영양보충제의
놀라운 작용과 효능!

건강신문
권장도서

건강신문사
www.kksm.co.kr

당뇨·암·뇌졸중·간장병·심장병·고혈압·에이즈까지 고치고 예방하는

요료법의 기적

miracle of urine theraphy

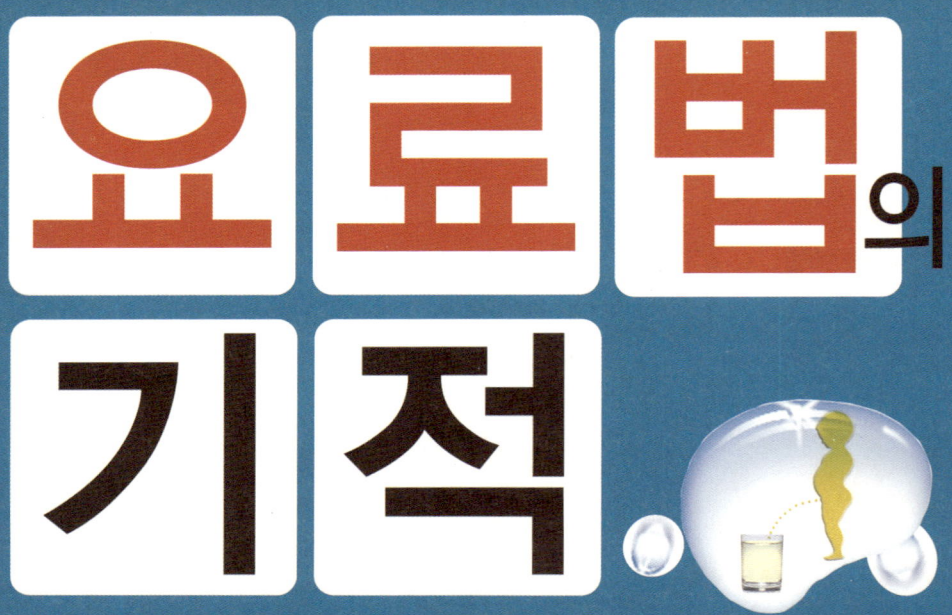

편집부 편저

서울대와 서울대대학원을 졸업한 최고 지식인이 국내 처음 소개
의사·한의사·약사·교수·박사 등 지도층 인사들이 전파

건강신문사
www.kksm.co.kr